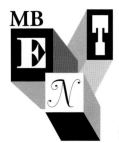

JN046440

# 編集企画にあたって……

　CPAP 治療は閉塞性睡眠時無呼吸のみならず中枢性睡眠時無呼吸においても有効な治療法の一つと考えられています．CPAP がそのまま問題なく使えればそれはそれでよいと思われますが，何も対策のないまま CPAP を処方だけしていると，その継続率であるコンプライアンス（またはアドヒアランス）は 50％をきるのではないかと言われています．実際，私自身も毎日のように睡眠時無呼吸の患者さんに対し CPAP の診療を行っていますが，すぐに CPAP が使えるようになって，毎月 CPAP コンプラアンスが 100％というこちらからみれば手のかからない患者さんもいれば，「いやぁ〜」と言いつつ「ついソファで寝てしまい，あとでいかんなと思い CPAP つけるんだけど」と毎回言い訳する月に 10 回も使用していない患者さんなどなど，CPAP 治療だけにおいてもその結果は個性的で一つひとつ考えさせられるものでもあります．そこで今回は，CPAP の副作用や CPAP 時に鼻閉があるときの対策，睡眠時無呼吸だけど不眠気味の人への CPAP 対策，そして CPAP がどうしても使えない人への今，開発中の代替治療について，また小児，高齢者，心不全の患者，手術の周術期，開業されている医院とそれぞれ異なるシチュエーションでの CPAP 治療のコンセプト，そして CPAP 自体のメカニズムと問題点という議題を今回新型コロナウイルス蔓延の状態をふまえてのところからと，それらの諸問題に対しその道の専門家の方々に詳しく説明してもらっています．これらをご一読いただければ，CPAP の機械的な事への理解とともに，いろいろな CPAP コンプライアンスを下げる事柄に対しての対処法がわかるのではないかと思います．重症者には今もぜひ必要なこの CPAP という治療機器を今一度見直していただき，CPAP が使いにくいという患者さんに対し真摯に対応していただければばこの特集を企画した意味があるかと思います．ぜひ御熟読ください．

2021 年 7 月

中田誠一

# KEY WORDS INDEX

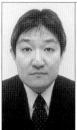

## 菊池　淳
（きくち　あつし）

| | |
|---|---|
| 1994年 | 久留米大学卒業 |
| | 同大学耳鼻咽喉科入局 |
| 1999年 | 田川病院耳鼻咽喉科, 部長 |
| 2001年 | 筑後市立病院耳鼻咽喉科, 部長 |
| 2003～09年 | 久留米大学医療センター耳鼻咽喉科, 医長 |
| 2006年 | 同大学医学部耳鼻咽喉科・頭頸部外科学, 講師 |
| 2009年 | 耳鼻咽喉科菊池医院, 院長 |
| | 久留米大学医学部耳鼻咽喉科・頭頸部外科学, 非常勤講師 |
| 2011年 | 愛媛大学医学部耳鼻咽喉科・頭頸部外科学, 院内非常勤講師 |

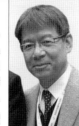

## 徳永　豊
（とくなが　ゆたか）

| | |
|---|---|
| 1983年 | 広島大学卒業 |
| | 国立呉病院内科研修医 |
| 1985年 | 広島大学医学部第二内科入局, 肺生理グループ |
| 1991年 | 広島市立安佐市民病院内科 |
| 1998年 | 同院, 内科部長 |
| 2004年 | 徳永呼吸睡眠クリニック(内科・呼吸器科), 院長(開業) |

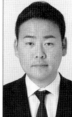

## 星野　哲朗
（ほしの　てつろう）

| | |
|---|---|
| 2010年 | 愛知医科大学卒業 |
| 2012年 | 同大学耳鼻咽喉科入局 |
| 2015年 | 同, 医員助教 |
| 2018年 | 同大学睡眠科, 医員助教 |
| 2019年 | 同, 講師 |
| 2020年 | 同, 睡眠医療センター副センター長 |
| 2021年 | 星野耳鼻咽喉科睡眠呼吸センター |
| | 愛知医科大学睡眠科, 客員研究員 |

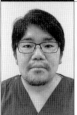

## 鹿野　和樹
（しかの　かずき）

| | |
|---|---|
| 2017年 | 藤田保健衛生大学卒業 |
| | 同大学, 研修医 |
| 2019年 | 藤田医科大学ばんたね病院耳鼻咽喉科, 助手 |
| 2021年 | 同, 助教 |

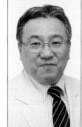

## 中田　誠一
（なかた　せいいち）

| | |
|---|---|
| 1989年 | 高知医科大学卒業 |
| 1991年 | 名古屋大学医学部耳鼻咽喉科入局 |
| 1994年 | 米国ワシントン大学留学 |
| 1996年 | 名古屋大学医学部耳鼻咽喉科 |
| | 名古屋第一赤十字病院耳鼻咽喉科 |
| 2000年 | 名古屋大学医学部附属病院耳鼻咽喉科, 助手 |
| 2004年 | 同, 講師 |
| 2010年 | 藤田保健衛生大学坂文種報徳會病院耳鼻咽喉科, 准教授 |
| 2015年 | 同, 教授 |
| 2018年 | 藤田医科大学ばんたね病院耳鼻咽喉科, 教授 |

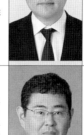

## 森　裕之
（もり　ひろゆき）

| | |
|---|---|
| 2003年 | 久留米大学卒業 |
| | 同大学第三内科(現, 心臓血管内科)入局 |
| 2007年 | 同大学第三内科退局 |
| | 同大学医学部神経精神医学講座入局 |
| 2012年 | 同講座, 助教 |

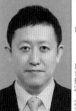

## 杉山　剛
（すぎやま　たけし）

| | |
|---|---|
| 1998年 | 山梨医科大学(現, 山梨大学医学部医学科)卒業 |
| | 同大学医学部小児科入局 |
| 以後, | 同大学医学部救急部, 山梨県立中央病院新生児科などの勤務を経て |
| 2009年 | 山梨大学小児科学講座, 助教 |
| 2014年 | 同, 学部内講師 |
| 2017年 | 一宮西病院小児科, 部長 |

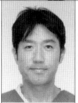

## 西村　洋一
（にしむら　よういち）

藤田保健衛生大学卒業
東京警察病院救急部
藤田保健衛生大学附属病院勤務
帝京大学ちば総合医療センター耳鼻咽喉科
ジョンズ・ホプキンス大学ベイビューメディカルセンター Sleep Disorders Center Faculty

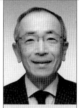

## 安間　文彦
（やすま　ふみひこ）

| | |
|---|---|
| 1979年 | 名古屋大学卒業 |
| 1984年 | 同大学大学院修了(心臓外科) |
| 1988年 | カナダ, トロント大学医学部(内科/呼吸生理学/睡眠医学) |
| 1990年 | 国立療養所鈴鹿病院(内科/循環器科) |
| 2020年 | 同病院退職 |

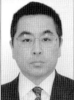

## 千葉　伸太郎
（ちば　しんたろう）

| | |
|---|---|
| 1988年 | 東京慈恵会医科大学卒業 |
| 2009年 | 同大学耳鼻咽喉科学教室, 講師 |
| 2010年 | スタンフォード大学医学部睡眠＆生体リズム研究所, 客員講師 |
| 2013年 | 太田総合病院派遣 |
| | 同病院記念研究所太田睡眠科学センター, 所長 |
| 2014年 | 東京慈恵会医科大学耳鼻咽喉科学講座, 准教授 |
| 2018年 | 同, 客員教授 |

## 原　浩貴
（はら　ひろたか）

| | |
|---|---|
| 1989年 | 山口大学卒業 |
| | 同大学耳鼻咽喉科入局 |
| 1994年 | 同大学大学院修了 |
| 1995年 | 同大学医学部耳鼻咽喉科, 助手 |
| 1996～99年 | 米国チュレーン大学病理学研究室留学 |
| 2003年 | 山口大学医学部耳鼻咽喉科, 講師 |
| 2005年 | 同大学大学院医学系研究科耳鼻咽喉科学分野, 講師 |
| | 同, 准教授 |
| 2015年 | 同, 准教授 |
| 2017年 | 川崎医科大学耳鼻咽喉科学, 主任教授 |
| 2021年 | 同大学耳鼻咽喉・頭頸部外科学, 主任教授 |

# CONTENTS　ここが知りたい！ CPAP 療法

編集企画／中田誠一
藤田医科大学
ばんたね病院教授

Monthly Book ENTONI　No. 262/2021. 9　目次

編集主幹／小林俊光　曾根三千彦

【ENTONI® (エントーニ)】
ENTONIとは「ENT」(英語のear, nose and throat：耳鼻咽喉
科)にイタリア語の接尾辞 ONE の複数形を表す ONI をつけ，
耳鼻咽喉科領域を専門とする人々を示す造語．

四季を楽しむ

# ビジュアル 嚥下食レシピ

好評書

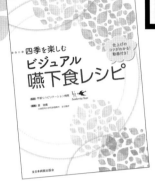

監修・執筆　宇部リハビリテーション病院
田辺のぶか，東　栄治，米村礼子

編集　原　浩貴（川崎医科大学耳鼻咽喉科　主任教授）

Swallowing Team

2019 年 2 月発行　B5 判　150 頁　定価 3,960 円(本体 3,600 円＋税)

見て楽しい、食べて美味しい、四季を代表する 22 の嚥下食レシピを掲載！
お雑煮からバーベキュー、ビールゼリーまで、イベント食、お祝い食に大活躍！
詳細な写真付きの工程説明と、仕上げのコツがわかる動画で、作り方が見て
わかりやすく、嚥下障害の基本的知識も解説された、充実の 1 冊です。

食べやすさ，栄養，見た目，味を追及したレシピ！

豊富な写真で工程が見てわかる！

動画付きで仕上げのコツが見てわかる！

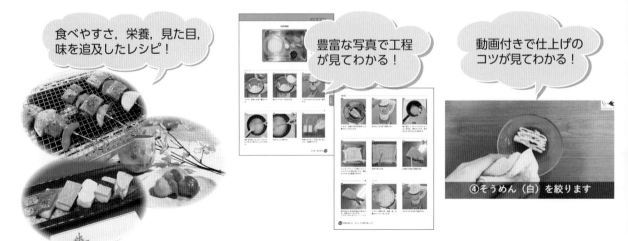

④そうめん（白）を絞ります

全日本病院出版会
www.zenniti.com
〒113-0033 東京都文京区本郷 3-16-4　Tel:03-5689-5989
Fax:03-5689-8030

MB ENT, 262：1-8, 2021

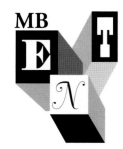

◆特集・ここが知りたい！CPAP療法

# CPAP の適応と弊害

原 浩貴*

**Abstract** OSA の原因となる睡眠時の上気道閉塞は，吸気時の陰圧が大きくなり，上気道拡張筋の働きによる上気道開存維持が困難になることで生じる．これに対し，CPAP では nasal mask を介して一定の圧力を気道に送り込み，上気道を常に陽圧にすることで気道を開存させ無呼吸を予防する．CPAP は OSA の症状をコントロールするのに非常に有効であるが，治療受け入れの不良や，各種の弊害による adherence の低下などにより，治療効果が限定的であることは大きな問題である．CPAP 治療の adherence には耳鼻咽喉科領域の疾患のかかわりもあり，我々はCPAP の弊害として起こりうる事項にも熟知しておく必要がある．

**Key words** CPAP，副作用（side effect），合併症（complications），adherence

## はじめに

睡眠時呼吸障害の代表的な疾患である閉塞性睡眠時無呼吸症（obstructive sleep apnea；OSA）は今では一般にも広く認知され，いびきや夜間の無呼吸を主訴に耳鼻咽喉科を受診することも多い．本疾患は種々の合併症を引き起こす他，患者のQOL を低下させるため，上気道の専門科である耳鼻咽喉科医には，診断・治療に積極的に関与することが求められている．OSA は，解剖学的な上気道の狭小化や，呼吸調節系の不安定性，上気道代償性低下や低い覚醒閾値という 4 つの構成要素がどの程度の割合でその病態生理に寄与しているかによって様々なフェノタイプが存在することが明らかにされている．よく経鼻的持続陽圧（continuous positive airway pressure；CPAP）療法は治療の第一選択といわれるが，これからの OSA治療は，これらの要素を十分に勘案し，precision medicine の時代にふさわしい個別治療を考える必要がある．

## CPAP の適応

OSA の治療法の中で，CPAP 療法は，1981 年にSullivan らが OSA に対する治療法として報告[1]して以来，現在では OSA に対するゴールドスタンダードの治療法と考えられている．OSA の原因となる睡眠時の上気道閉塞は，吸気時の陰圧が大きくなり，上気道拡張筋の働きによる上気道開存維持が困難になることで生じる．これに対し，CPAP では nasal mask を介して一定の圧力を気道に送り込み，上気道を常に陽圧にすることで気道を開存させ無呼吸を予防する．現在では中等症，重症の OSA には標準的治療として，本邦の保険適用基準では PSG における無呼吸低呼吸指数≧20 または簡易 PSG≧40 の症例が適応となっている．CPAP は OSA の症状をコントロールするのに非常に有効である[2)~4)]．しかし，治療受け入れの不良や，副作用や合併症による治療継続性（adherence）の低下など多くの要因により，治療効果が限定的であることは大きな問題である．CPAP 治療の adherence には耳鼻咽喉科領域の疾

* Hara Hirotaka，〒701-0192 岡山県倉敷市松島 577　川崎医科大学耳鼻咽喉・頭頸部外科学，主任教授

患のかかわりもあり，我々はCPAPの副作用や合併症として起こりうる事項にも熟知しておく必要がある．本稿では，副作用と合併症をあわせて弊害と記述し，注意すべき弊害を紹介する．なお，2020年にGhadiriらにより主な臨床的副作用の詳細なレビューが報告されており[5]，大変参考になる．本稿でも適宜引用しているが，あわせて一読をお勧めする．

## CPAP療法の注意すべき弊害[5]

CPAP療法における弊害については，治療の受け入れおよびadherenceとの関連を含めて国内外から多くの報告がある．ほとんどの研究では，CPAPのadherenceがよければ臨床的効果が得られることが示唆されているが，弊害はCPAPのadherenceを低下させる主たる要因の1つであり，これを管理することは，adherenceを向上させるために重要であると認識されている[6]~[9]．弊害は，CPAP療法を中止する理由としてもっとも頻繁に報告されるものであり，CPAPユーザーの約2/3が何らかの弊害を経験しているとされる[10][11]．

弊害は，大きくインターフェース関連，治療圧関連，機器関連に分けられる．主な弊害は，導入後1~3ヶ月の早期に起こり医師が患者の訴えをよく聞き，密に対応することで改善が得られる場合が多いとされている．

### 1．インターフェース関連の弊害

CPAP治療を中止した患者にもっとも多くみられる不満は，機械と顔面のインターフェースに関するものであり，空気漏れや皮膚のトラブルが多い[12]．OSA患者(n＝193)の50％が，鼻マスクによる3つの副作用(空気漏れ，鼻根部の擦過傷，アレルギー性皮膚炎)を少なくとも1つは訴えていたと報告されている[10]．

### 1）CPAPマスクからの空気漏れ[12]

マスクが正しく装着されていないと，マスクの端から空気が漏れることがある．マスクは鼻マスクやピロータイプが標準であり，現在では非常に多くの種類・サイズのインターフェースが用意されている．顔面形態には個人差があるため，空気漏れや皮膚のトラブルを避けるために，マスクフィッティングを丁寧に行うことが大切である．最近の研究では，3Dプリンターを用いて個々の患者に合わせてマスクを成形することで，漏れの問題を解決できることが示唆されており[13]~[15]，今後普及する可能性もある．

口鼻マスクを使用した場合は空気漏れの頻度がより増加する．これは，鼻マスクと比較して，上気道閉塞を解除するために必要となる圧が高くなるためであり，睡眠の質の低下，徐波睡眠の減少，呼吸イベントの残存などによる治療満足度の低下を引き起こす[16]．これらの理由から，鼻マスク使用時に，口からの空気漏れがある場合，口鼻マスクへの変更で対処するという方法は奏効しないことが多い．

CPAP使用中の開口による空気漏れに対しては，chin strapで対応される場合もある．しかし，strapによる牽引力の方向によっては，いびきを悪化させ，稀に睡眠時呼吸イベントを悪化させる可能性があることも示されている[17][18]．Strapは多くの患者にとって不快であり，歯が欠けるなどの歯科的合併症を引き起こす可能性も指摘されており注意を要する．

### 2）CPAPによる顔面皮膚の擦過傷や皮膚炎

CPAPマスクの装着時にベルトを強く締めすぎると，マスク接触部である鼻根部皮膚の擦過傷やびらん，潰瘍を引き起こす(CPAP divot)．また，マスクの素材によっては接触部の皮膚にアレルギー性皮膚炎を生じることもある．前述のように現在，マスクについては各メーカーからサイズ，素材ともに様々なものが準備されており，症状出現時には，その都度フィッティングをやり直す．ピロータイプを試すことも一方法である．マスク固定用のベルトの形状や位置が頭や頸に合わない場合，頭痛，肩こり，頸部の痛み，などの原因になることもある．その場合には，患者の体型に合うようベルトを加工することも必要である．

## 2．治療圧関連の弊害

### 1）鼻腔への影響

CPAP を使用している OSA 患者の多くは，鼻の乾燥，鼻汁や鼻閉，鼻の痛み，鼻出血，口腔咽頭の乾燥などの鼻咽頭症状に悩まされている[19)~21)]．鼻症状に関連するものは，訴えとしてもっとも多い．OSA 患者では，口呼吸の習慣があるなどの理由で，もともと鼻粘膜の腫脹があっても自覚症状に乏しい場合が多く，CPAP 治療により初めて症状が表に出てくることも多い．したがって，耳鼻咽喉科医は，CPAP 導入に際して，必ず鼻内所見と鼻腔通気などの検査を行い，鼻疾患がある場合は，手術を含めた対処を行うことが必須である．

#### (1) 鼻粘膜の乾燥

CPAP を使用している OSA 患者の最大 65％が，鼻粘膜乾燥を示唆する症状を訴えている[22)]．根本的なメカニズムはまだ明らかになっていないが，気道表面の粘液の減少が気道乾燥症状を引き起こす可能性がある[23)]．CPAP による鼻腔乾燥の原因を特定するための動物モデルでは，加圧呼吸によって両鼻孔が同時に重度の気道表面の脱水を起こすことが示されている．別の研究では，粘膜の乾燥は，口からの空気漏れによって気流が一方向性になることが原因になるとされている[24)]．さらに鼻粘膜の乾燥は，CPAP 使用時の鼻出血の原因にもなる．

#### (2) 鼻　炎

CPAP は，鼻腔粘膜に一定の陽圧をかけるため，鼻粘膜への機械的刺激による炎症が引き起こされることが示されている[25)]．10 cmH$_2$O の CPAP を 5 時間使用すると，鼻粘膜にみられる好中球の数が 3 倍に増加したという[26)]．このことから，CPAP による鼻粘膜への圧迫が，早期の局所炎症を引き起こす可能性が示唆され，抗炎症薬の使用が CPAP compliance を向上させるのではないかと推測されるが，OSA 患者を対象とした 4 週間の追跡調査のメタ分析では，点鼻薬としてのフルチカゾンプロピオン酸エステル 50 $\mu$g を 1 日 2 回の使用は，CPAP compliance の向上を示さなかったとされる[27)]．また，加温・加湿が鼻の症状，鼻腔抵抗およびサイトカインを減少させ，炎症細胞の浸潤および鼻粘膜の線維化を減少させることが報告されている[28)]．一方，CPAP ラットモデルを対象とした別の研究では，このモデルに加温加湿を適用しても，好中球浸潤の割合は変わらず，鼻の炎症も抑えられないことが示されており，さらなる研究が必要である．

### 2）耐圧性の問題

CPAP 療法を行う際，治療圧への不耐性が原因で adherence が悪くなる者がいる．単純に CPAP の治療圧が高くなると耐性が下がるわけではないが，治療圧が高い場合，呼気時の抵抗となり不快を訴えることが多い．いくつかの対処法が考えられるが，呼気排出困難に対しては，5～30 分程度かけて圧漸増を行う ramp 機能を利用することや，呼気リリーフ機能を使用する．当然のことであるが，鼻中隔弯曲や鼻ポリープによる鼻腔通気不良が治療圧を高める原因になっていれば，手術的に鼻腔通気を改善することも考慮しなければならない．また，利便性を優先して小型の CPAP 機器を使用する場合，ホース径が細くなることで呼気排出困難が生じることもあり，機器やホース径の選択にも注意が必要である．

### 3）髄液漏，気脳症

稀ではあるが CPAP 使用による髄液漏の報告がある[29)30)]．経蝶形骨洞手術の際に発生し，CPAP の使用で気脳症になったと報告されている．特に，先端巨大症は経蝶形骨洞下垂体手術の適応となると同時に，OSA と強く関連しているため，術後にはこの点を考慮する必要がある[31)32)]．また，CPAP は様々なメカニズムで OSA 患者の頭蓋内圧（ICP）を変化させる[33)]ことから ICP と脳脊髄圧の上昇が髄液漏の誘因となる可能性もある[34)]．しかし，最近の大規模な後方視的検討では，経蝶形骨洞下垂体手術の術後すぐに CPAP を受けた 8 人の患者に髄液漏の合併症がなかったことが報告されている[35)]．

#### 4）空気嚥下症

　空気嚥下症は CPAP に関連した副作用で，成人だけでなく乳児でも報告されている．陽圧のかかった空気を嚥下した場合，消化管内に押し込まれた空気は，腹部の不快感や，過剰なげっぷや鼓腸，放屁を引き起こす．空気嚥下症が重症化し，患者が CPAP 療法を中止しなければならないこともある．

　CPAP による空気嚥下症は胃食道逆流症（GERD）の原因となる可能性があり[36]，またGERD 患者は CPAP により空気嚥下症になりやすいといわれている[37]．空気嚥下症は治療圧を下げることで軽快する可能性があるが，他の治療法としては，GERD に対する薬物療法，ウェッジピロー（傾斜枕）での睡眠などがある．

#### 5）眼合併症

　結膜充血，ドライアイ症状が生じることがある．これは，① マスクからの空気漏れが眼にあたる，② 鼻腔から鼻涙管を経由して目に空気が入る，などの原因によるとされる．OSA 患者を対象にした CPAP 療法が両眼に及ぼす影響についての調査ではドライアイ症状が増加することが示されている[38]．

　また，緑内障については，OSA 患者は，ベースラインの測定値と比較して，1 ヶ月の CPAP 療法後に24時間の眼圧変動が大きく，夜間の平均眼圧が高いことが示されており，視野と眼底の定期的なスクリーニングが必要であることが示唆されている．しかし，OSA 患者の緑内障に対する CPAP 療法の効果については，見解が定まっておらず CPAP の使用が緑内障の発症または進行に悪影響を及ぼすかどうかは不明である．

#### 6）中顔面低形成

　CPAP 使用による中顔面低形成または顔面成長の低下は，複数の症例で報告されている．Li らは，5歳から CPAP の鼻マスクを使用していた15歳の少年が，CPAP 使用時にマスクからの圧力によって顔面の発育が遅れたという症例を報告した[39]．長期にわたる CPAP 療法中のヘッドギアと

フェイスマスクユニットの圧力，特に鼻，頬骨，上顎に対する圧が，中顔面の発育を妨げると考えられる．Fauroux らによる横断的研究[40]では，CPAP を使用している 0～18歳の子どもの68％に顔面の平坦化，37％に明らかな上顎の後退が報告されており，夜間の使用時間が長いほど関連性が高いとされている．

　中顔面低形成は，骨格的に成熟した成人でも起こりうる．Tsuda らは，CPAP を 2 年間使用すると，頭蓋顔面の形態が変化すると報告している[41]．したがって，長期 CPAP 療法を必要とする小児および成人の中顔面低形成の症状を検出し，治療するためには，上顎の定期的な検査が必要であると考えられる．また，ピロータイプの使用によりリスクを軽減できる可能性がある．

#### 7）中耳圧と耳管開放症

　長期にわたる CPAP 治療は，中耳に不快感や痛みを引き起こす可能性がある．CPAP は中耳圧に影響を与え，これは CPAP の治療圧に正比例することが示されている[42]～[45]．耳管開放症は耳閉感，自声強聴，耳鳴，難聴などを呈する疾患であり，中耳腔の圧調整に関与する耳管が開放した状態になることで生じる．CPAP 使用中には，嚥下した際に耳管が開放し一時的に中耳腔への圧負荷がかかる．正常人の場合，耳管はその後再び閉塞し中耳腔の圧は解除される．実際に CPAP を最低 6 ヶ月間使用した患者で耳管機能の変化はみられなかったと報告されている[46]．しかし，耳管機能不全のある場合には圧負荷が加わった後に耳管が開放したままの状態となるため，耳閉感や圧迫感などの耳管開放症症状が出現すると推測されている．正常人で耳管が開放されるための圧は 20～30 cmH$_2$O と報告されており[47]，通常 CPAP 圧は 20 cmH$_2$O を超える例は少ないことから耳管開放症の副作用は少ないと思われる．しかし，耳管閉鎖不全を合併しているような症例では注意が必要であり CPAP 開始後に耳症状が出現した場合，鑑別する必要がある．

## 3．機器関連

機器の騒音，マスクやインターフェースからのリーク音，ホース内の結露などが弊害として挙げられる．

機器本体からの騒音に対しては，最近の機種ではかなり静かになっているが，問題となる場合にはホースを長くするなどして，使用者からできるだけ離れた位置に設置して使用する．ホースの太さにも留意する．機種により騒音の程度が異なることから，受け入れられる程度の騒音のものへ機種変更も考える．マスクからのリークがある場合，前述のようにマスクフィッティングを再施行あるいはインターフェースの変更で対応する．マスクやマスクとホースの間からの呼気排気音が騒音と感じられる場合，ベッドパートナーからの苦情がある場合もある．これに対しては，必要な排気に伴う音であり，患者とベッドパートナー双方に教育を含めて説明するのがよい．

ホース内の結露は，特に冬期に問題になる．寝室の室温を調節するほか，加温・加湿チューブの使用で対応する．ホース内に残った水分は，毎回しっかりととりのぞくことが必要である．

## 4．閉所恐怖症

閉鎖空間での症状がない患者でも，CPAPマスクを装着したり，CPAP装置からの気流を感じたりすることで，閉所恐怖症になることがある．最近の縦断的研究では，CPAPを使用している患者の63%がアンケートで閉所恐怖症の傾向を示していた[48)49)]．マスクによる圧迫感のみが原因の場合にはインターフェースをピロータイプなどに変更することで解消される場合がある．しかし，多くはマスクと治療圧の両者が原因となっており，日中からマスクや治療圧に慣れるようdesensitizationを行う必要がある[50)]．患者によってはramp機能による初期の低治療圧が苦痛となる場合もあり，その場合はramp機能を使用しない．

## まとめ

CPAP療法における主な弊害について述べたが，これ以外にも副作用や合併症は存在する．CPAP療法のadherenceに大きくかかわることから，導入後の再診時には，治療効果の確認のみならず副作用や合併症の有無に関する問診を行い，早期に対応する必要がある．

## 参考文献

1) Sullivan CE, Issa FG, Berthon-Jones M, et al：Reversal of obstructive sleep apnoea by continuous positive airway pressure applied through the nares. Lancet, **1**：862-865, 1981.

2) Kushida CA, Littner MR, Hirshkowitz M, et al：Practice parameters for the use of continuous and bilevel positive airway pressure devices to treat adult patients with sleep-related breathing disorders. Sleep, **29**：375-380, 2006.

3) Giles TL, Lasserson TJ, Smith BJ, et al：Continuous positive airways pressure for obstructive sleep apnoea in adults. Cochrane Database Syst Rev. 2006；1：CD001106.

4) Marin JM, Carrizo SJ, Vicente E, et al：Long-term cardiovascular outcomes in men with obstructive sleep apnoea-hypopnoea with or without treatment with continuous positive airway pressure：an observational study. Lancet, **365**：1046-1053, 2005.

5) Ghadiri M, Grunstein RR：Clinical side effects of continuous positive airway pressure in patients with obstructive sleep apnoea. Respirology, **25**(6)：593-602, 2020.
Summary 主な臨床的副作用の詳細なレビュー．鼻腔生理に関する副作用など，耳鼻咽喉科医には注意すべき内容が記載されている．

6) Galetke W, Puzzo L, Priegnitz C, et al：Long-term therapy with continuous positive airway pressure in obstructive sleep apnea：adherence, side effects and predictors of withdrawal-a'real-life'study. Respiration, **82**：155-161, 2011.

7) Sawyer AM, Gooneratne NS, Marcus CL, et al：A systematic review of CPAP adherence across age groups：clinical and empiric insights for developing CPAP adherence interventions. Sleep Med Rev, **15**：343-356, 2011.

8) Ghrairi H, Khalfallah I, Abid N, et al：Adher-

ence to treatment with continuous positive airways pressure. Rev Mal Respir, **35**：531-537, 2018.

9) Stepnowsky CJ, Marler MR, Palau J, et al：Social-cognitive correlates of CPAP adherence in experienced users. Sleep Med, **7**：350-356, 2006.

10) Pepin JL, Leger P, Veale D, et al：Side effects of nasal continuous positive airway pressure in sleep apnea syndrome. Study of 193 patients in two French sleep centers. Chest, **107**：375-381, 1995.

11) Brostrom A, Arestedt KF, Nilsen P, et al：The side-effects to CPAP treatment inventory：the development and initial validation of a new tool for the measurement of side-effects to CPAP treatment. J Sleep Res, **19**：603-611, 2010.

12) Lebret M, Martinot JB, Arnol N, et al：Factors contributing to unintentional leak during CPAP treatment：a systematic review. Chest, **151**：707-719, 2017.

13) Cheng YL, Chu JC：Application of rapid tooling to manufacture customized nasal mask cushion for continuous positive airway pressure(CPAP)devices. Rapid Prototyp J, **19**：4-10, 2013.

14) Cheng YL, Hsu DY, Lee HC, et al：Clinical verification of patients with obstructive sleep apnea provided with a customized cushion for continuous positive airway pressure. J Prosthet Dent, **113**：29-34, 2015.

15) Hsu DY, Cheng YL, Bien MY, et al：Development of a method for manufacturing customized nasal mask cushion for CPAP therapy. Australas Phys Eng Sci Med, **38**：657-664, 2015.

16) Andrade RGS, Viana FM, Nascimento JA, et al：Nasal vs oronasal CPAP for OSA treatment：a meta-analysis. Chest, **153**：665-674, 2018.
Summary 口鼻マスクを使用した場合，鼻マスクと比較して，上気道閉塞を解除するために必要となる圧が高くなるため，睡眠の質の低下，徐波睡眠の減少，呼吸イベントの残存などによる治療満足度の低下を引き起こす.

17) Bachour A, Hurmerinta K, Maasilta P：Mouth closing device(chinstrap)reduces mouth leak during nasal CPAP. Sleep Med, **5**：261-267, 2004.

18) Bhat S, Gushway-Henry N, Polos PG, et al：The efficacy of a chinstrap in treating sleep disordered breathing and snoring. J Clin Sleep Med, **10**：887-892, 2014.

19) Baltzan MA, Elkholi O, Wolkove N：Evidence of interrelated side effects with reduced compliance in patients treated with nasal continuous positive airway pressure. Sleep Med, **10**：198-205, 2009.

20) Bajaj P, Sheerer C, Donato A：Does presence of nasal congestion influence patient's choice of delivery interface for continuous positive airway pressure therapy? J Allergy Clin Immunol, **129**：Ab112, 2012.

21) Rupp MR, Baran AS, Marshall GD：Breathe Right Strips(R)for nasal congestion associated with positive airway pressure therapy for sleep apnea. Allergy Clin Immunol Int, **19**：142-145, 2007.

22) Constantinidis J, Knobber D, Steinhart H, et al：Morphological and functional alterations in the nasal mucosa following nCPAP therapy. HNO, **48**：747-752, 2000.

23) White DE, Nates RJ, Bartley J：Model identifies causes of nasal drying during pressurised breathing. Respir Physiol Neurobiol, **243**：97-100, 2017.

24) White DE, Bartley J, Shakeel M, et al：Nasal airway responses to nasal continuous positive airway pressure breathing：an in-vivo pilot study. J Biomech, **49**：1887-1890, 2016.

25) Tschumperlin DJ, Drazen JM：Chronic effects of mechanical force on airways. Annu Rev Physiol, **68**：563-583, 2006.
Summary n-CPAP の使用が鼻粘膜への機械的刺激による局所炎症を引き起こすことが示されている.

26) Almendros I, Acerbi I, Vilaseca I, et al：Continuous positive airway pressure(CPAP)induces early nasal inflammation. Sleep, **31**：127-131, 2008.

27) Charakorn N, Hirunwiwatkul P, Chirakalwasan N, et al：The effects of topical nasal steroids on con- tinuous positive airway pressure com-

pliance in patients with obstructive sleep apnea：a systematic review and meta-analysis. Sleep Breath, **21**：3-8, 2017.

28）Koutsourelakis I, Vagiakis E, Perraki E, et al：Nasal inflammation in sleep apnoea patients using CPAP and effect of heated humidification. Eur Respir J, **37**：587-594, 2011.
Summary 加温・加湿が炎症細胞の浸潤および鼻粘膜の線維化を減少させることが報告されている．

29）Kuzniar TJ, Gruber B, Mutlu GM：Cerebrospinal fluid leak and meningitis associated with nasal continuous positive airway pressure therapy. Chest, **128**：1882-1884, 2005.

30）Yared J, Annan JE：Cerebrospinal fluid leak associated with nasal continuous positive airway pressure treatment for obstructive sleep apnoea. BMJ Case Rep. 2010；2010：bcr0120 102659.

31）Grunstein RR, Ho KY, Sullivan CE：Sleep apnea in acromegaly. Ann Intern Med, **115**：527-532, 1991.

32）Galerneau LM, Pépin JL, Borel AL, et al：Acromegaly in sleep apnoea patients：a large observational study of 755 patients. Eur Respir J, **48**：1489-1492, 2016.

33）Yiallourou TI, Schmid Daners M, Kurtcuoglu V, et al：Continuous positive airway pressure alters cranial blood flow and cerebrospinal fluid dynamics at the craniovertebral junction. Interdiscip. Neurosurg, **2**：152-159, 2015.

34）Guerci AD, Shi AY, Levin H, et al：Transmission of intrathoracic pressure to the intracranial space during cardiopulmonary resuscitation in dogs. Circ Res, **56**：20-30, 1985.

35）Rieley W, Askari A, Akagami R, et al：Immediate use of continuous positive airway pressure in patients with obstructive sleep apnea following transsphenoidal pituitary surgery：a case series. J Neurosurg Anesthesiol, **32**：36-40, 2020.

36）Pepin JL, Leger P, Veale D, et al：Side- effects of nasal continuous positive airway pressure in sleep- apnea syndrome-study of 193 patients in 2 French sleep centers. Chest, **107**：375-381, 1995.

37）Shepherd K, Hillman D, Eastwood P：CPAP-induced aerophagia may precipitate gastro-esophageal reflux. J Clin Sleep Med, **9**：633-634, 2013.

38）Hayirci E, Yagci A, Palamar M, et al：The effect of continuous positive airway pressure treatment for obstructive sleep apnea syndrome on the ocular surface. Cornea, **31**：604-608, 2012.

39）Li KK, Riley RW, Guilleminault C：An unreported risk in the use of home nasal continuous positive airway pressure and home nasal ventilation in children：mid-face hypoplasia. Chest, **117**：916-918, 2000.
Summary 5歳から10年間CPAPを使用していた15歳の少年が，マスクの圧力によって中顔面の発育が遅れたという症例報告．

40）Fauroux B, Lavis JF, Nicot F, et al：Facial side effects during noninvasive positive pressure ventilation in children. Intensive Care Med, **31**：965-969, 2005.

41）Tsuda H, Almeida FR, Tsuda T, et al：Craniofacial changes after 2 years of nasal continuous positive airway pressure use in patients with obstructive sleepapnea. Chest, **138**：870-874, 2010.
Summary CPAPを2年間使用すると上顎下顎歯列への影響などにより，頭蓋顔面の形態が変化すると報告している．

42）Sivri B, Sezen OS, Akbulut S, et al：The effect of continuous positive airway pressure on middle ear pressure. Laryngo scope, **123**：1300-1304, 2013.

43）Lin FY, Gurgel RK, Popelka GR, et al：The effect of continuous positive airway pressure on middle ear pressure. Laryngo scope, **122**：688-690, 2012.

44）Li JR, Li KL：Effects of continuous positive airway pressure on middle ear pressure and acoustic stapedial reflex. Otolaryngol Head Neck Surg, **155**：307-311, 2016.

45）Thom JJ, Carlson ML, Driscoll CLW, et al：Middle ear pressure during sleep and the effects of continuous positive airway pressure. Am J Otolaryngol, **36**：173-177, 2015.

46）Aksoy F, Yildirim YS, Ozturan O, et al：Eustachian tube function in patients receiving continuous positive airway pressure treatment for sleep apnea syndrome. J Otolaryngol Head Neck Surg, **39**：752-756, 2010.

47）大久保 仁, 渡辺 勈, 石川紀彦：中耳腔内圧変化と耳管調圧作用, 耳鼻臨床, **78**：1907-1915, 1985.

48）Edmonds JC, Yang H, King TS, et al：Claustrophobic tendencies and continuous positive airway pressure therapy non-adherence in adults with obstructive sleep apnea. Heart Lung, **44**：100-106, 2015.

49）Means MK, Edinger JD：Graded exposure therapy for addressing claustrophobic reactions to continuous positive airway pressure：a case series report. Behav Sleep Med, **5**：105-116, 2007.

50）Edinger JD, Radtke RA：Use of in vivo desensitization to treat a patient's claustrophobic response to nasal CPAP. Sleep, **16**：678-680, 1993.

MB ENT, 262：9-13, 2021

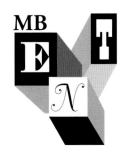

# CPAP における鼻閉対策

鹿野和樹[*1]　中田誠一[*2]

**Abstract** 閉塞性睡眠時無呼吸(OSA)は時として日中の眠気といった症状を引き起こし，様々な事故などの原因や経済損失の原因となりうる．成人における特に無呼吸低呼吸指数(AHI)が 20/h 以上の例では CPAP が first choice であるが外来でフォローを行っていくうえでその使用率，すなわち，アドヒアランスを向上，維持するうえで鼻閉の改善は極めて重要である．また，健常成人においても意図的な強い鼻閉下におかれれば睡眠呼吸障害を引き起こすとされており，CPAP 療法以外の OSA 患者においても睡眠環境は鼻症状に影響される．

**Key words** 閉塞性睡眠時無呼吸(obstructive sleep apnea)，持続陽圧呼吸(continuous positive airway pressure)，鼻閉(nasal obstruction)，鼻中隔矯正術(septoplasty)，粘膜下下鼻甲介切除術(submucosal inferior tubinectomy)

## はじめに

鼻閉は日常生活における QOL の低下のみならず限定的ではあるが睡眠障害，閉塞性睡眠時無呼吸(以下，OSA)を引き起こす．

近年は交通事故や職務中の事故において OSA による日中の眠気，居眠りなどが問題視されており，病状の管理に対する監視は厳しくなっている．特に，無呼吸低呼吸指数(apnea hypopnea index：以下，AHI)20.0 以上の患者では持続陽圧呼吸療法(continuous postive airway pressure：以下，CPAP)が第一選択とある．一方で，鼻閉の原因の一部であるアレルギー性鼻炎や花粉症の有病率は 1998～2019 年の 20 年間で大幅に増加しており[1]，OSA 患者における CPAP 療法を管理するにあたり，いわゆる具合の悪い状況となっている．

以上の状況から CPAP アドヒアランスの向上は，耳鼻咽喉科医として OSA 患者の治療に従事するにあたり重大な課題であり，そこに絡んでくる鼻閉治療はアドヒアランス向上の足掛かりとも考えられる．

今回は OSA と鼻閉のメカニズムに基づき CPAP 療法における鼻治療について概説する．

## 鼻閉，OSA における損失

2014 年の岡本らの研究によれば，鼻閉が間接的にもたらす経済的影響として鼻閉による睡眠障害による交通事故だけで年間 1,601 億円(医療費は含まず)と算出している．また，鼻閉を伴うアレルギー性鼻炎では 4 兆 3966 億円[2]，OSA 単体でも 3 兆円以上の経済的損失が推定される．2019 年の本邦における GDP が 561.3 兆円と考えると 1% 近い損失となる．つまり，鼻閉，OSA 単体，もしくは合併例においても効率的な治療を行うことができれば短期的に患者の QOL の改善に繋がるばかりか経済的損失などの軽減にも寄与する可能性も推定できる．

[*1] Shikano Kazuki, 〒 454-8509 愛知県名古屋市中川区尾頭橋 3-6-10　藤田医科大学ばんたね病院耳鼻咽喉科・睡眠呼吸学講座，助教
[*2] Nakata Seiichi, 同，教授

**表 1**. 人工的に起こされた鼻閉とその結果

| 著者・発表年 | 研究対象数 | 鼻閉の原因物質 | 検査日数 | 鼻閉の結果 |
|---|---|---|---|---|
| Zwillich ら 1981 年[3] | 10 人 | プラスチック製シリンダー | FullPSG 1 晩 | stage III-IV 減少．うち 2 人は明らかに SAS |
| Olsen ら 1981 年[4] | 10 人 | 油性ゼリーと綿 | FullPSG 1 晩 | 覚醒反応，stage I 増加，1 人は明らかに SAS |
| Lavie ら 1983 年[6] | 10 人 | 粘着テープ | FullPSG 2 晩 | 無呼吸と覚醒反応が増加 |

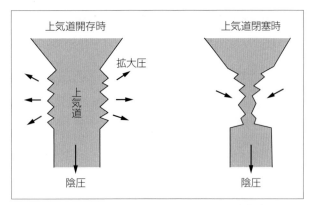

**図 1**．ベルヌーイの原理によって咽頭が狭窄する

## 鼻閉が起こると

鼻閉は健常人においても無呼吸を引き起こす．1980 年代，かつて健常人に対して負荷をかけた後のデータを得るにあたり倫理的にも寛容さがみられた時代に行われた研究が報告されている．人工的に鼻閉を作り出し，いかに睡眠障害を引き起こすかという研究が行われた（表 1）．1 つは Zwillich ら[3]のもので，プラスチック製のシリンダーを鼻へ挿入し終夜 PSG 検査を行った．結果として通常睡眠に対し睡眠脳波における III，IV 波が明らかに減少し，深睡眠が明確に障害された．また，Olsen ら[4]は綿とゼリーで健常人を鼻閉下に置き終夜 PSG を行った結果，脳波 I と覚醒反応が増大したと発表している．このように鼻閉と SAS（sleep apnea syndrome）の関連は長らく知られており，健常人であっても強い鼻閉がもたらされることにより容易に閉塞性無呼吸を引き起こす．

## 鼻閉からの口呼吸，そして OSA へ

### 1．鼻閉（図 1）[5]

まず，鼻閉が起こると吸気時に鼻腔は抵抗管となり，その結果，少し鼻腔よりは広い咽頭へ抜ける際に鼻腔の時より早い流速で下方へ流れる．その際，早い気流はベルヌーイの原理から咽頭に陰圧を引き起こす．その時の咽頭の解剖学的構造に着目すると咽頭は気道としてのみでなく咀嚼，嚥下，発声などの機能に多くのかかわりがある．形態や動きを周囲の筋活動に任せることで気道としての剛性を持った管と嚥下咀嚼に関与する柔軟さを持ち合わせており，骨格的なフレームを有さない．そのため，ベルヌーイの原理により流速を増した気流は咽頭に陰圧を与え咽頭壁が吸い寄せられた結果，咽頭が虚脱し閉塞・狭窄を引き起こす．

### 2．開　口

鼻閉により開口，いわゆる口呼吸が起こると下顎はより後方に移動する．結果として咽頭は虚脱し気道径狭小を引き起こす．実際に McLean ら[6]は鼻閉を伴う OSA 患者における点鼻治療が及ぼす影響についての発表では，実際に点鼻治療を行った群とプラセボ群では明らかにプラセボ群で口呼吸が増えたとしている．

### 3．上気道開大筋

オトガイ舌筋，オトガイ舌骨筋，口蓋帆張筋に代表される上気道開大筋は上気道反射によって調整されている．睡眠中はこれらの活動が抑制されるため上記 1．2．の負荷を処理しきれず咽頭虚脱，狭窄へつながる．つまり，咽頭が物理的に虚脱しやすいうえにその状況で咽頭の開大に作用する機能までもが低下していることとなる．

## 睡眠時の鼻閉

睡眠時の鼻閉の原因としては ① 可逆的なものと ② 非可逆的なものが挙げられる．① では急性・慢性副鼻腔炎，アレルギー性や血管運動性鼻

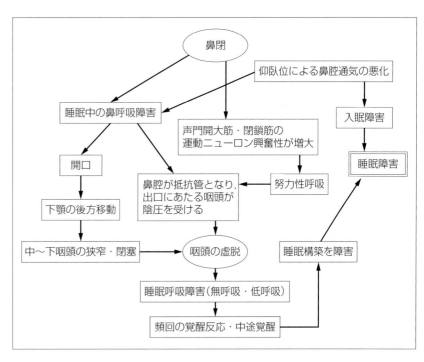

図 2.
鼻閉が起こり睡眠呼吸障害へと至る
フローチャート
（文献 8 より一部改変）

表 2. CPAP 使用困難者内訳

| 年齢（歳） | 性別 | BMI（kg/m²） | ODI₄ | CPAPpressure（cmH₂O） | 治療期間 | 中断の理由 |
|---|---|---|---|---|---|---|
| 51 | M | 28.1 | 36 | 10 | 3d | 鼻閉 |
| 49 | M | 35.9 | 39 | 16 | 3d | 鼻閉 |
| 55 | M | 33.4 | 77 | 10 | 1w | 鼻閉 |
| 31 | M | 28.1 | 75 | 9 | 1m | 治療意欲なし |
| 60 | M | 29 | 22 | 7 | 2m | 入眠困難 |
| 57 | M | 35.1 | 60 | 13 | 3m | 入眠困難 |
| 56 | F | 48 | 21 | 14 | 3m | 閉所恐怖症 |
| 47 | M | 36.8 | 22 | 9 | 5.5m | 入眠困難 |
| 60 | M | 25.2 | 14 | 12 | 5.5m | 乾燥 |
| 47 | M | 40.7 | 75 | 12 | 3m | 鼻漏 |
| 58 | F | 31.6 | 42 | 8 | 6m | 鼻漏，目の違和感 |
| 57 | M | 38.7 | 71 | 16 | 6m | 上気道感染 |

炎，nasal-cycle といったもの以外にもそもそも仰
臥位での体位が影響している．仰臥位をとること
で鼻甲介への充血が起こり鼻甲介を腫脹させる．
2004 年の中田らによって行われた体位と鼻腔抵
抗の変化を調べた研究[7]によれば，実際に健常な
成人では座位から臥位での鼻腔通気は実に 6 割も
悪化し OSA 症例ではその割合が増加したとして
いる．つまり，日中の鼻閉がない OSA 患者でも
夜間睡眠時の臥位に限って鼻閉をきたしている可
能性も示唆される．また，② では鼻内腫瘍，鼻茸
や鼻中隔弯曲，外鼻変形，小児であればアデノイ
ドも考えられる．さらに，② が存在する状況で ①
が重なることで鼻閉を増悪する場合も想定される．

## 鼻閉における CPAP アドヒアランス

ここまでで OSA 患者における鼻閉と気道狭窄
についてのメカニズムを記したが，まとめると図
2 のような流れで鼻閉と睡眠時の呼吸障害，OSA
に至る[8]．

実際に鼻閉は OSA に対し CPAP アドヒアラン
ス（使用率）を下げる大きな要因の 1 つである．厳
冬の北欧における研究ではあるが，CPAP 使用開
始となった 49 人の患者において 12 人が使用を断
念しうち 3 人が鼻閉，2 人が鼻漏が原因であった
としている[9]（表 2）．

この結果から CPAP 使用困難の原因として実

**表 3.** 要因に対しての多変量解析の結果

| Variable | P value | OR | 95% CI |
|---|---|---|---|
| Nasal resistance (+0.1 Pa/cm³/sec) | 0.002 | 1.48 | 1.15~1.89 |
| AHI (+1 event/h) | 0.003 | 0.93 | 0.87~0.97 |

**表 4.** 文献16における睡眠構築の変化

| | Pre ope | Post ope | P value |
|---|---|---|---|
| 最大無呼吸持続時間 | 61.1±46.0 | 47.3±36.1 | <0.01 |
| 平均無呼吸低呼吸持続時間 | 33.5±7.3 | 28.8±7.4 | <0.05 |
| 睡眠段階Ⅰ期　出現率 | 38.4±20.6 | 32.8±16.5 | <0.01 |
| 睡眠段階Ⅱ期　出現率 | 43.7±18.9 | 47.0±18.4 | <0.05 |
| 睡眠段階Ⅲ+Ⅳ期　出現率 | 0.6±1.7 | 1.1±0.7 | n.s |
| 睡眠段階 REM 期　出現率 | 15.4±4.8 | 17.9±5.1 | <0.01 |
| 覚醒指数 | 36.8±17.0 | 36.1±16.5 | n.s |
| 睡眠効率 | 84.0±11.1 | 89.7±6.0 | <0.01 |
| 総睡眠時間 | 410±56.7 | 440.8±35.8 | <0.001 |

に4割もの原因が鼻症状にあることが見て取れる．過去の研究ではCPAPを継続できた患者と，そうでない患者において両側の鼻腔通気度検査では後者のほうが有意に高かったという結果が報告されており[10]，またCPAPが使用できたかという点について重回帰分析を行った結果，最終的に鼻腔通気度とAHIが有意な説明変数として残ったという研究も報告されている[11]（表3）．こういった過去の研究が示すように鼻閉はCPAPアドヒアランスにかかわる重要な問題であり鼻閉の改善はアドヒアランス上昇につながると考えられる．

## CPAP 患者における鼻閉治療

まず，外来でのCPAPフォロー中，鼻閉でのCPAP使用困難を訴える患者に対して行うのは抗ヒスタミン薬や点鼻ステロイド薬などの薬物療法であるが，こういった治療に抵抗性を示し鼻腔通気度高値（両側0.38 Pa/cm³/sec）であれば鼻手術の適応と考える[12]．

ただし，気をつけなければいけないのは，この鼻腔通気度は起きているときの座位の両側鼻腔通気度の値である．先ほどの項で述べたように6割の人は鼻腔抵抗値が座位→仰臥位にかわると悪化する．また，経験から話せば昼間はある程度，鼻腔通気は通っているが夜間で仰臥位になると劇的に悪くなる人も経験する．これらから考え合わせると，昼間の座位の鼻腔通気度が正常値より高い値だと積極的に鼻手術の適応があり，またたとえ昼間の座位の鼻腔通気度が正常値であっても，やや鼻中隔弯曲や下鼻甲介が肥厚しており夜間の鼻閉を訴えていれば，仰臥位10分間の鼻腔抵抗値をはかり，鼻腔抵抗値が悪化していれば手術適応で

はないかと推測している．OSAにおける鼻手術としては当院では積極的に鼻中隔矯正術，粘膜下下鼻甲介切除術，翼突神経管切断術などを行っているがこれらは鼻閉の改善により2通りの意義を持つ．1つは鼻手術単独でOSAを改善すること，もう1つはCPAP使用困難者において鼻閉を解除することでCPAP継続を促すことである．1つ目の鼻手術単独でのOSA改善は咽頭形状に目立った気道狭窄の原因がない，すなわち軟口蓋低位がなく，口蓋扁桃が小さい，また舌根部が広い患者においては鼻腔の抵抗を改善するだけで先に示した咽頭狭窄のメカニズムが解消される[13]．後者においては，鼻腔以外の原因も併存しており咽頭手術などと組み合わせて外科的加療を行うこともあるが，それらが根治的でない場合もありCPAP離脱困難な症例も多々見受けられる．実際に鼻手術を行うことでCPAP使用率が有意に改善したり[14]，ESS（epworth sleepiness score）[15]，日中の活動性亢進を認めたとする研究が報告されている．しかし，これらの研究ではAHIは有意改善が認められず，なかったことから無呼吸イベント自体は残存するも鼻閉の改善により睡眠効率の改善やREM期の増加などにより睡眠構築の改善（表4）[16]が起こっていると考えられる．

## おわりに

鼻閉と睡眠には密接な関係があり，たとえ健常人であっても人工的に鼻閉を起こさせれば睡眠呼吸障害，OSAへと移行する場合もある．鼻閉からの睡眠呼吸障害といっても，そこには鼻閉による上気道気流の変化，開口による咽頭狭窄，上気道開大筋の作用などが密接に絡んでおり，そこのメ

カニズムを考えることは睡眠呼吸障害の管理や CPAP 指導などを行ううえで非常に重要である. また, 鼻閉を訴える CPAP 患者には薬物療法を補助手段とし用いるが, 時として鼻手術は OSA の治療や睡眠環境の改善, また CPAP アドヒアランスの向上に寄与する場合がある.

## 参考文献

1) 鼻アレルギー診療ガイドライン作成委員会：鼻アレルギー診療ガイドライン—通年性鼻炎と花粉症—2020 年版［改訂第 9 版］：p9. ライフ・サイエンス, 2020.

2) 岡本美孝, Bruce Crawford, 奥泉 薫：鼻閉を伴うアレルギー性鼻炎に係わる経済的損失. 医薬ジャーナル, 50(3)：103-111, 2014.

3) Zwillich CW, PIckett C, Hanson FN, et al：Disturbed sleep and prolonged apnea during nasal obstruction in normalmen. Am Rev Respir Dis, 124：158-160, 1981.

4) Olsen KD, Kern EB, Westbrook PR, et al：sleep and breathing disturbance secondary to nasal obstruction. Otolaryngol Head Neck Surg, 89：804-810, 1981.

5) 西野 卓：上気道の調節. 川上義和（編）：57-66, 呼吸調整の仕組み. 文光堂, 1997.

6) MacLean HA, Urton AM, Driver HS, et al：Effect of treating severe nasal obstruction on the severity of obstructive sleep apnea. Eur Respir J, 25：521-527, 2005.

7) 中田誠一, 川野和弘, 大木幹文ほか：睡眠時無呼吸症候群における鼻腔抵抗値の対位変化. 日鼻誌, 43：391-395, 2004.

8) 原 浩貴, 山下裕司：アレルギー性鼻炎各科領域・疾患における睡眠障害. 日臨, 71(Suppl5)：612-617, 2013.

9) Brander PE, Soirinsuo M, Lohela P：Nasopharyngeal symptoms in patients with obstructive sleep apnea syndrome. Effect of nasalCPAP treatment. Respiration, 66：128-135, 1999.

10) Nakata S, Noda A, Yagi H, et al：Effect of nasal obstruction on continuous positive airway pressure teratment in obstructive sleep apnea syndrome. Sleep Biol Rhythms, 2：89-91, 2004.

11) Sugiura T, Noda A, Nakata S, et al：Influence of nasal resistance on initial acceptance of continuous positive airway presure in treatment for obstructive sleep apnea syndrome. Respirarion, 74：56-60, 2007.
　Summary　CPAP が使用できている群と使用できていない群において群間での有意な相違を調べていくと最後に残ったのは鼻腔通気度と AHI の値であった.

12) Nakata S, Noda A, Yagi H, et al：Nasal resistance for determinant factor of nasal surgery in CPAP failure patients with obstructive sleep apnea syndrome. Rhinology, 43：296-299, 2005.

13) Morinaga M, Nakata S, Yasuma F, et al：Pharyngeal morphology：A Determinant of successful nasal surgery for sleep apnea. Laryngoscope, 119：1011-1016, 2009.
　Summary　鼻手術に対して responder と non responder に分け, 術前にその 2 群の咽頭形態の違いについて調べ responder は軟口蓋低位がなく, 舌扁桃周囲の腔が広いことが示された.

14) 千葉伸太郎, 太田正治, 森脇宏人ほか：閉塞性睡眠時無呼吸症候群に対する n-CPAP 療法と鼻手術の治療効果. 耳展, 45：114-118, 2002.

15) Iwata N, Nakata S, Inada H, et al：Clinical indication of nasal surgery for the CPAP intolerance in obstructive sleep apnea with nasal obstruction. Auris Nasus Larynx, 47：1018-1022, 2020.
　Summary　CPAP が使用できていない群において鼻腔形態の異常がある患者に対し鼻手術治療を行った群と問題なく CPAP が使用できた群とで年齢, BMI, AHI をマッチングさせて群間比較すると鼻腔通気度や ESS score に有意差があり, 鼻手術後に ESS score が有意に改善した.

16) Nakata S, Noda A, Yasuma F, et al：Effect of nasal surgery in obstructive sleep apnea syndrome wih nasal obstruction. Am J Rhinol, 22：59-63, 2008.

MB ENT, 262：14-18, 2021

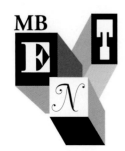

◆特集・ここが知りたい！ CPAP 療法
# 小児 CPAP の問題点と工夫

杉山　剛*

**Abstract**　小児 OSA の原因はアデノイド・口蓋扁桃肥大（ATH）であることが多く，治療の第一選択は CPAP ではなく，アデノイド切除・口蓋扁桃摘出術（AT）である．したがって，小児 OSA に対する CPAP 適応は限定的となるが，何らかの理由により AT を行うことができない例，神経筋疾患例や AT 後の OSA 遺残例などに CPAP が適応となることもある．小児科領域，特に小児 ICU や新生児 ICU では呼吸補助療法としての NPPV の需要は高く，その適応は拡がりつつあるが，保険適用条件の問題や，CPAP インターフェースの装着拒否，低いアドヒアランスなどが小児 OSA への CPAP 導入の障壁となっている．スムーズかつ継続的に CPAP を導入するには，インターフェースの選択や，適切な PEEP 圧設定，アレルギー性鼻炎による鼻閉のコントロールなどが重要である．小児に CPAP を長期使用する際の注意点として，中顔面の成長障害も報告されており，漫然とした CPAP の長期使用は避け，定期的に CPAP 適応や，圧設定を評価し，OSA の病態に則した治療法を選択することが重要である．

**Key words**　continuous positive airway pressure（CPAP），アドヒアランス（adherence），小児（child），閉塞性睡眠時無呼吸（obstructive sleep apnea），アデノイド・口蓋扁桃肥大（adenotonsillar hypertrophy）


## 小児 CPAP の問題

### 1．小児における CPAP の現状

CPAP（continuous positive airway pressure）は鼻に装着したマスクから持続的に空気を流し続けることで発生する気流のステント効果により，咽頭を含む気道全体と肺胞に陽圧を与える治療方法であり[1]，非侵襲的陽圧換気療法（noninvasive positive pressure ventilation；NPPV）の一法である．NPPV は非挿管下に人工換気を行う呼吸補助療法全般を指し，小児科医にとっては早産・低出生体重児を治療する新生児集中治療室（NICU），先天性心疾患患者などの周術期管理をはじめとする小児集中治療室（PICU）でなじみ深い治療法である．早産・低出生体重児を対象とする NICU では，呼気をジェット流で補助する機能を追加した

directional PAP（DPAP）[2]や，DPAP に深呼吸（sign）を加えた Si PAP による経鼻的 NPPV が用いられることが多い．一方，PICU では二相性陽圧換気（BiPAP）が用いられることが多く[3]，神経筋疾患患者や重症心身障害児（者）に対する NPPV も BiPAP が用いられることが多い．このように，小児の NPPV では CPAP が用いられる頻度は低いのが現状であり，在宅人工呼吸療法においても，小児科医は NPPV としての BiPAP の処方に精通しているものの，CPAP 専用機器の処方経験は少ないものと推測される．これには，在宅 NPPV と在宅 CPAP の保険適用条件の違いも関連していると思われるが，これについては後述する．一方，NPPV 処方時の在宅人口呼吸指導管理料に対する厚生労働省通知では，「保守点検管理や施設基準を満たし，対象となる患者の病状が安

---

\* Sugiyama Takeshi，〒 494-0001 愛知県一宮市開明字平 1　一宮西病院小児科，部長

表 1．AHI による OSA 重症度の
成人と小児の相違

| 重症度 | 成人 | 小児 |
|---|---|---|
| 軽症 | 5≦AHI<15 | 1≦AHI<5 |
| 中等症 | 15≦AHI<30 | 5≦AHI<10 |
| 重症 | AHI≧30 | AHI≧10 |

定し，在宅での人口呼吸療法を行うことが適当と医師が認めた場合」とされており，AHI による規定はなく，PSG は必須検査ではない．本邦では，小児患者に対する PSG 実施可能施設は少ないという現状に加え，アデノイド・口蓋扁桃肥大（ATH）が原因の小児 OSA 例では，治療の第一選択はアデノイド口蓋扁桃摘出術（AT）となることが多いこと，小児に CPAP が普及していない原因であると推測される．

## 2．小児 OSA における CPAP の適応

前述の通り，小児医療全般においては NPPV としての CPAP が適応となる場合は少ないが，本稿の対象である「小児 OSA 患者」に限定して考えた場合はどうだろうか？　はたして小児 OSA 患者には CPAP の適応はないのであろうか？　米国小児科学会（AAP）が 2012 年に改訂した小児 OSA に対する診断・診療ガイドライン[4]における CPAP のエビデンスレベルは B，「推奨」であり，何らかの事情により AT が実施されない場合や，AT 後も OSA 症状が遺残する場合は，CPAP を考慮すべきとされている．アジア小児呼吸器学会（APPS）の小児 OSA 診療に対する statement[5]においても小児 OSA に対する治療法として CPAP は PSG データや，日中の眠気，鼾，睡眠呼吸障害などを改善するとして推奨されている．APPS の statement における CPAP が考慮されるべき適応者は AT 非適応者，AT 後も中等度-高度の OSA 症状が遺残する例，とされているが，本邦では，AT 後の OSA 症状遺残の原因としては，スギ花粉症をはじめとするアレルギー性鼻炎や，アデノイド再増殖などが多いと思われる．AT 後の OSA 症状遺残例に対しては，上気道閉塞部位を同定し，原因，病態に即した治療法を選択することが重要である．また，CPAP は重症 OSA 患者の術前管理や，肺性心や病的肥満，神経筋疾患，顎顔面奇形を合併した OSA 例に対しても有用な治療法となる[6]．精神発達遅滞や重症心身障害児（者）に対する CPAP 適応はマスクの装着，気流の違和感などから導入への抵抗が予想されるが，筆者の経験

した精神発達遅滞の重症 OSA 例では，CPAP 装着時に若干の抵抗がみられたものの，1 分以内に，すやすやと入眠し，親御さんから「こんなに気持ちよさそうに寝ているのは何年ぶり・・・」とのコメントをいただき，その後の在宅 CPAP においても，アドヒアランスは良好であった．精神発達遅滞や重症心身障害児（者）においても OSA による睡眠障害の度合いが，CPAP 装着の違和感を上回るような重症例は CPAP の良い適応であると学んだ症例であった．

本邦における小児 OSA に対する CPAP 適用の問題点として保険適用の問題がある．小児においても CPAP の保険適用は，PSG における AHI≧20/h，携帯用検査装置（OCST）における REI≧40/h であり，成人同様である．上記条件は小児 OSA では，最重症例に相当するため，AT 後の OSA 遺残例などでは，上記を満たす例は少ないことが推測される．表 1 に示すように小児と成人では OSA の重症度定義が異なることが考慮されていないことも大きな問題であり，本邦における小児 OSA に対し CPAP が普及しない要因の 1 つであると考える．そのため，現実的には神経筋疾患や先天性心疾患合併例などで臨床的には在宅 CPAP の良い適応例であったとしても，AHI<20/h であれば CPAP は第一選択とはなり得ず，BiPAP などの NPPV が選択されているのが現実である．小児 OSA に対するアドヒアランス，効果ともに CPAP と BiPAP に有意差はないとされている[7]ことから導入コストが低く管理も簡便な CPAP が普及するほうが理想であると考える．

## 小児 CPAP の工夫

### 1．マスクインターフェースの選択

小児 OSA 患者における CPAP 導入において，PEEP 圧の設定とともに，アドヒアランスに大き

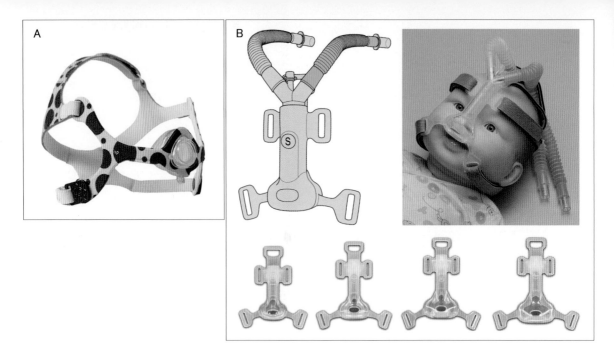

図 1. 小児 CPAP 用インターフェース
A：フィリップス社製のウィスプ小児用ネーザルマスク（画像提供：フィリップス・ジャパン）
B：イワキ株式会社製の新生児・乳児用ネーザルマスク NeoQ NV®（画像提供：イワキ株式会社）

く影響するのが，マスクインターフェース（以下，インターフェース）の選択である．近年は顔面への接触面積が少なく，小児にも刺激の少ないインターフェースが開発されている（図1）．フィリップス社製のウィスプ小児用ネーザルマスクは5 kg以上の小児が対象であり，鼻マスクのダイヤルを調整することで，マスクを外すことなくリークの調整が可能である．イワキ株式会社製の新生児・乳児用ネーザルマスク NeoQ NV® はマスクサイズがXS〜Lまで4種類あり，新生児から使用可能であり，脱着テープ式ヘッドギアにより5点で固定するため，マスク位置の調整がしやすく固定性に優れる．各メーカーの創意工夫により小児用のインターフェースも日々進化しているのでCPAP導入時にはメーカーや臨床工学技士に相談してみるとよい．成人のインターフェースを小児にそのまま流用することは避けるべきであるが，顔面の成長は身長の成長に比べて早いため，小学生以上の学童には，成人用のインターフェースを調整することで流用可能な場合もある（図2）．インターフェースを選択する場合は，インターフェースを数種類用意し，フィッティングの良いものを選択

し，ヘッドギアのバンド長なども併せて調整する．その際に，患児の協力を得やすくし，家庭での微調整方法を知ってもらうためにも，必ず保護者立ち会いの下に行うことが重要である．母親だけに手技を説明すると，家庭での母親の負担が増してしまうため，父親や祖父母にも立ち会ってもらうことで，家庭での協力体制が構築しやすくなりアドヒアランス向上につながる．また，小児は日々成長するため，CPAP導入時だけではなく，成長に合わせて定期的にインターフェースの調整を心がけることがアドヒアランスの向上や，皮膚トラブルの回避につながる．エアリークがないインターフェースを選択することの重要性は成人と同様であるが，何よりも患児自身がインターフェースを装着して眠ることを受け入れることがCPAPの継続，アドヒアランスの向上において必要不可欠であり，眠剤などで鎮静をかけて無理矢理装着させることは避けるべきである．

　小児 OSA 患者では，副鼻腔炎の合併例も多く，上気道炎，特に急性鼻副鼻腔炎の増悪時には睡眠時の後鼻漏性咳嗽や，鼻閉により CPAP 装着が困難となることにも留意する．また，小児は胃腸炎

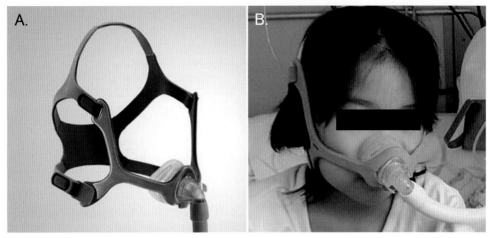

**図 2.** 成人用インターフェースの 7 歳児への装着例
A：TEIJIN ウィスプネーザルマスク
B：鼻マスクのサイズ変更やバンド長の調整により就学前後から
成人用インターフェースが適応可能となる場合もある

などの際に成人以上に嘔吐しやすいため，誤嚥予防の観点から，筆者はフルフェイスタイプのインターフェースは選択しないようにしている（選択したことがない）．やむを得ず入院患者などでフルフェイスタイプを用いる場合は，嘔吐時や咳込時などの誤嚥を防止できるよう，十分な監視下で行うべきである．

小児，特に 1 歳未満の乳児は成人に比べ，皮膚が薄く，マスクやヘッドギアによる圧迫，擦過，蒸れなどの刺激により，紅斑や湿疹などの皮膚トラブルをきたしやすい．このような皮膚トラブルは感染症の原因となったり，瘙痒や疼痛はアドヒアランス低下の原因となるため，皮膚科医や小児科医と相談し接触部位の調整や軟膏，外用薬を用いて皮膚トラブルの発生を回避することも CPAP の長期アドヒアランスを改善するために重要である．鼻に直接接触するマスク部や，ヘッドギアバンドの経年劣化も皮膚トラブルの原因となりやすいので，定期受診の際には装着率の確認ばかりでなく，皮膚の状態確認や，身長・体重測定，セファロメトリーなどにより成長の様子を確認することも重要である．

CPAP 使用時の口唇閉鎖不全によりリークを生じる場合にはチンストラップを併用するべきことや，湿度の下がりやすい冬場には，加温・加湿アダプターを使用するべきであることは小児も成人同様である．また，学童期以降はスギ花粉症をはじめとするアレルギー性鼻炎の有病率も増加するため，鼻閉対策が必要となる．

**2．小児 OSA に対する PEEP 圧設定**

CPAP の導入をスムーズにし，高いアドヒアランスを維持するためには，PEEP 圧の設定は重要である．最適 PEEP 圧は症例により異なるため，PSG によるタイトレーション（または DISE）による評価が必要であるが，上記による設定が難しい場合の PEEP 圧設定の目安を APPS statement から引用し紹介する．最小 PEEP 圧は小児も成人同様 4 $cmH_2O$ が推奨され[8]，奇形症候群と肥満の合併がない例では 6〜8 $cmH_2O$，奇形症候群の合併がない肥満例では 8〜10 $cmH_2O$ とされている．ただし，最大 PEEP 圧は 12 歳未満で 15 $cmH_2O$，12 歳以上では 20 $cmH_2O$ を超えないことが推奨されており[5]，上記最大 PEEP 圧で OSA 症状が改善されない場合は BiPAP への移行を考慮すべきであるが，CPAP 有効例では前述のような高い PEEP 圧を要する例は少ない印象がある．小児は成長に伴い上気道径も成長し，OSA が軽快することもあれば，逆に成長とともに基礎疾患の進行とともに OSA 症状が増悪することもある．CPAP 導入時の最適 PEEP 圧がその後も最適であり続ける保証はないので，定期的に PEEP 圧を見直すことが必要である．

## 3. 小児 OSA における長期 CPAP 使用時の注意点

成長に伴い，上気道は変化する．また，CPAP適応の小児 OSA 患者は何らかの基礎疾患を有することが多く，基礎疾患の病状も成長とともに変化するため，長期にわたり漫然と CPAP を処方し続けることは避けるべきである．長期の CPAP 使用による弊害として，中顔面の形成不全をきたすこと[9]や，中顔面の前方への成長が障害されたことなどが報告されている[10]．

CPAP は成人同様，小児にとっても OSA の根治療法とはなりえず，対症療法であることを常に意識し，患児の成長や病状の変化により CPAP からの離脱や，代替しうる治療法を模索し続けることが必要であると考える．

## 文 献

1) Sullivan CE, Issa FG, Berthon-Jones M, et al：Reversal of obstructive sleep apnoea by continuous positive airway pressure applied through the nares. Lancet, 1(8225)：862-865, 1981.

2) 鈴木 悟：新生児 経鼻持続陽圧呼吸法（nasal-DPAP）．小児科診療, 75(増刊)：434-439, 2012.

3) 石川悠加：乳幼児に対する急性期 NPPV 療法．ICU と CCU, 41(3)：169-176, 2017.

4) Marcus CL, Brooks LJ, Draper KA, et al：Diagnosis and management of childhood obstructive sleep apnea syndrome. Pediatrics, 130(3)：576-584, 2012.
   Summary 米国小児科学会が 2012 年に発刊した小児 OSA の診療ガイドライン．OSA の診断法から治療法まで解説されている．

5) Ng DKK, Huang YS, Teoh OH, et al：The Asian Paediatric Pulmonology Society(APPS) position statement on childhood obstructive sleep apnea syndrome. Pediatr Respirol Crit Care Med, 1(2)：26-38, 2017.
   Summary アジア小児呼吸器学会に所属するアジア各国の代表者により作成委員会が結成され 2017 年に発刊されたシステマティック・レビューに基づいた診療ガイドライン．

6) 酒井あや，佐藤仁志，鈴鹿有子ほか：頭蓋顔面奇形を有する乳児睡眠時無呼吸に対しての呼吸管理の検討．小児耳鼻, 32(3)：431-435, 2011.

7) Marcus CL, Rosen G, Ward SL, et al：Adherence to and effectiveness of positive airway pressure therapy in children with obstructive sleep apnea. Pediatrics, 117(3)：e442-e451, 2006.

8) Kushida CA, Chediak A, Berry RB, et al：Clinical guidelines for the manual titration of positive airway pressure in patients with obstructive sleep apnea. J Clin Sleep Med, 4(2)：157-171, 2008.
   Summary CPAP, ASV から BiPAP までの NPPV 全般の圧設定，酸素使用時の流量から漸減法まで具体的設定を詳細に解説している．CPAP 圧については 12 歳未満と 12 歳以上で分けて解説している点は特筆すべきである．

9) Li KK, Riley RW, Guilleminault C：An unreported risk in the use of home nasal continuous positive airway pressure and home nasal ventilation in children：mid-face hypoplasia. Chest, 117(3)：916-918, 2000.

10) Roberts SD, Kapadia H, Greenlee G, et al：Midfacial and Dental Changes Associated with Nasal Positive Airway Pressure in Children with Obstructive Sleep Apnea and Craniofacial Conditions. J Clin Sleep Med, 12(4)：469-475, 2016.
    Summary CPAP を含むマスクタイプの NPPV を約 2 年半行った学童中期の対象者をアドヒアランス良好群と不良群で比較したところ，良好群において中顔面の成長障害がを認めた．

MB ENT, 262：19-24, 2021

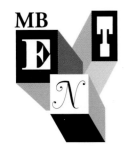

◆特集・ここが知りたい！ CPAP 療法

# OSA における周術期のリスクと管理

千葉伸太郎*

**Abstract** OSA 患者の手術では周術期合併症を起こしやすいが，現実には重症の OSA であっても診断されずに手術に臨む現状があり，事前に精度の高いスクリーニングを行い潜在患者を見つける必要がある．次に，術前の準備において，OSA と診断されている患者では CPAP をはじめとする効果的な治療により全身状態の回復を図り手術に臨む．そして，術後の呼吸管理は非常に重要で，十分なモニタリングの元管理を行うが，CPAP の使用に耐えられない場合もあり，代替えのネーザルハイフローを使用するなど呼吸管理に最大の注意を払う必要がある．Sleep surgery の周術期はさらにリスクが大きく，術後の呼吸状態の増悪予防や鼻手術時の鼻呼吸ルート確保など安全な周術期管理において克服すべき課題は多い．

**Key words** 閉塞性睡眠時無呼吸（OSA），周術期管理，CPAP，ネーザルハイフロー（nasal high flow），sleep surgery，STOP-Bang

## はじめに

OSA は多彩な臨床像を呈し，多くの全身疾患を合併するが，さらに，周術期合併症を起こしやすいことも明らかとなってきた[1]．米国麻酔科学会では 2006 年に全身麻酔下の手術予定の OSA 患者を対象としたガイドライン（2014 年に update）[2)3)] を示し，周術期管理について注意喚起が行われている．しかしながら，現実には重症の OSA であっても診断されずに手術に臨む現状は存在し，予定手術患者のうち術前に未診断の OSA 患者では，軽症 31％，中等症 21％，重症 17％であったという海外の報告[4]もある．本邦でも予想以上に OSA の頻度は高く，潜在的な OSA の周術期管理は今後の大きな課題である．

## OSA 患者の手術リスク

米国では毎年約 15,000～19,000 の医療過誤訴訟が医師に対して提起されているが，OSA 患者の手術では，周術期のトラブルによる訴訟が多いことが報告されている．米国の弁護士と法律専門家向けの主要な法的文献データベースを使ったレビューでは，OSA 以外の手術と比較し，OSA 手術（口蓋扁桃摘出術，UPPP，アデノイド切除術など）の周術期管理での有害な転帰（死亡，上気道合併症など）は有意差はないものの，合併症の認識，診断の遅れについて，原告に有利な評決が下ったとされている[5]．一方，別の報告では，周術期の有害転帰のうち，37.5％は耳鼻咽喉科の OSA 手術（鼻手術，咽頭手術）であり，もっとも多かった合併症は，監視されていない環境での呼吸停止と気道管理の困難で，死亡（45.6％），無酸素性脳損傷（45.6％）および上気道合併症（8％）であったとされる．これらは，術後の気道浮腫，全身麻酔後の呼吸抑制，REM リバウンドなど，OSA 手術の周術期における呼吸と睡眠の総合的な管理が必要なことを示唆している．ちなみに後者の報告では医療過誤と評決された場合，金銭的ペナルティは

* Chiba Shintaro, 〒210-0024 神奈川県川崎市川崎区日進町 1-50 太田総合病院附属太田睡眠科学センター，所長

250万ドルであったとされ，さらに実際には法的文献で検索されない，法廷外での解決が多いことも指摘している[6].

耳鼻咽喉科からの報告ではUPPPについては合併症発現率1.5%，術後死亡率0.2%[7]，麻酔関連事象が12.5%に発生する[8]，と報告されており，sleep surgeryでは術前の診断，正確なリスク評価と適切な周術期管理について麻酔科と外科医が連携し特異的な管理を周到に行う必要がある．

## 術前スクリーニング

米国麻酔科学会のガイドラインでは，予定される一般手術に際し，「病歴」「家族からの情報」「診察」からOSAのスクリーニングを行い，麻酔科医と外科医が共同で① 臨床基準に基づいて周術期に患者を管理するか(表1に米国麻酔科学会のガイドライン中の臨床基準の例を示す)，② 睡眠検査の結果と気道の評価により，手術前にOSA治療を開始するかを決定する必要があるとしている．一般手術患者においてOSAの潜在頻度が高く，OSA患者では周術期合併症のリスクが高いことを考慮すると，その正確な診断が重要であるが，すべての手術患者の術前に睡眠検査を行うことは困難である．したがって，精度の高いスクリーニングが重要となり，一般的には，STOP-Bang問診が有用と報告されている[9].STOP-Bang問診は習慣性いびき(Snoring)，日中傾眠(Tiredness)，睡眠時無呼吸の指摘(Observed apnea)，高血圧(high blood Pressure)の4つの臨床症状でSTOP，BMI>35 kg·m$^2$，50歳以上(Age)，首周り40 cm以上(Neck circumference)，男性(male Gender)の4項目でBangからなり，感受性が高いことが特徴とされる．STOPのうち2項目，STOP-Bangのうち3項目以上が該当する場合にはOSAを疑うべきとされている．

Sleep surgeryでは，ほとんどの場合，あらかじめ睡眠検査，上気道評価は行われており，終夜睡眠ポリグラフィによる診断，視診に加え，鼻咽喉頭の内視鏡検査，画像診断(セファログラムによ

る顎顔面形態評価，CTによる顎顔面形態と軟組織評価，MRIによる軟組織評価など)による上気道形態評価，さらには鼻腔通気度検査，睡眠中の気道の動的評価としてDISEを含む睡眠内視鏡検査，Dynamic MRIなど補助検査は，病態の理解に役立ち周術期管理にも重要な情報を提供する．

## 術前準備

一般手術を対象とした米国麻酔科学会のガイドラインではOSAと診断された患者においては術前からのCPAP，口腔内装置，減量が推奨されている．このうちCPAPの使用は術後の心血管イベント，ICU管理，緊急の呼吸補助などを減少させる．

Sleep surgeryにおいては診断，重症度評価が行われているので，手術までに時間的余裕のある場合はCPAPなど治療を開始する．短期間であっても全身状態改善は期待できる．CPAPなどすでに治療が開始されている患者は，周術期にもCPAP治療を継続する．さらに，合併症についても内科などとの連携による術前の管理も重要である．

## 術後疼痛対策

OSA患者は小児・成人ともに麻薬感受性が高いと報告されており，過量投与は中枢性無呼吸や気道拡大筋の緊張維持に影響するリスクがあり避けるべきである[10)11)].

## 術後気道管理

術後は，酸素投与，ギャッチアップ姿勢，モニタリングでの管理が米国麻酔科学会のガイドラインで推奨される．術前からCPAPで治療を行っている場合は，酸素投与を追加する．CPAPは術後の酸素化に非常に効果的ではあるが(図1)，手術後のマスク装着に耐えられない例も少なからずあり，術後，夜間，人手不足時にCPAPマスクが外れた場合など，病棟でのCPAP管理は予想以上に負担が大きくなる．

**表 1**. 米国麻酔科学会ガイドラインにおける「OSA の識別と評価：例」

A. OSA の可能性を示唆する臨床徴候と症状
 1. 身体的特徴の素因
  ・成人患者：BMI 35 kg/m²
  ・小児患者：年齢と性別の 95 パーセンタイル
  ・首周り 17 インチ（男性）または 16 インチ（女性）
  ・気道に影響を与える頭蓋顔面の異常
  ・解剖学的鼻閉
  ・口蓋扁桃が正中線でほぼ触れるまたは触れている
 2. 睡眠中の気道閉塞の「病歴」
 以下の 2 つ以上の存在：（ただし，患者が一人で生活している場合，または睡眠が他の人によってのみ観察されていない場合は 1 つ）.
  ・「大きないびき」（「閉ざされた」ドアを通して「聞こえる」のに十分な大きさ）
  ・頻回ないびき
  ・睡眠中の呼吸の一時停止の指摘
  ・窒息感を伴う中途覚醒
  ・睡眠からの頻回な覚醒
  ・小児：
   ・睡眠中の断続的な発声
   ・睡眠中の落ち着きのない睡眠，呼吸困難，または努力性呼吸の親の報告
   ・夜驚症
   ・異常な寝姿勢
   ・新たに発症した遺尿症
 3. 傾眠（以下の 1 つ以上の存在）
  ・適切な睡眠にもかかわらず，頻回な日中の眠気または倦怠感
  ・適切な睡眠にもかかわらず刺激のない状況での容易な寝落ち（例：テレビを見る，読む，車に乗る，車を運転するなど）
  ・小児：親または教師は，子どもが日中眠そうにに見える，気が散りやすい，過度に攻撃的である，集中力が低下している，イライラしている，または集中力が低下している　とコメントする場合
  ・小児：子どもは，通常の覚醒時間に覚醒するのが困難であることが多い
 患者が上記のカテゴリの 2 つ以上に兆候または症状を示している場合は，その可能性が非常に高い.
  OSA の重症度は，睡眠検査によって診断される．睡眠検査が不可能な場合，上記の徴候または症状の 1 つ以上が重度の異常でない限り（例えば，BMI や首周りの急激な増加，家族の呼吸停止の指摘，刺激のない状況での数分以内の寝落ち），中等度の睡眠時無呼吸として治療すべきである

B. 睡眠検査が可能な場合，その結果は，周術期の麻酔管理の決定に使用されるべきである.
  しかし，タスクフォースは，（睡眠検査施設は，無呼吸や低呼吸エピソードの基準が異なるため，）睡眠検査施設の評価（なし，軽度，中等度，または重度の）は，実際の AHI に優先するべきではないと考えている．全体としてもし重大度が示されていない場合，以下を使用

| OSA の重症度 | 成人 AHI | 小児 AHI |
| --- | --- | --- |
| なし | 0-5 | 0 |
| 軽度 | 6-20 | 1-5 |
| 中程度 | 21-40 | 6-10 |
| 重度 | >40 | >10 |

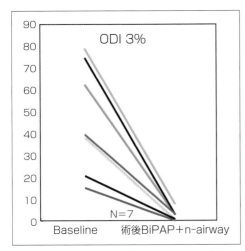

**図 1**. 当院における術後の BiPAP 使用による術夜の血中酸素飽和度（ODI 3%）

　最近ではネーザルハイフローの術後呼吸管理への応用が注目されている．ネーザルハイフローは ① 鼻咽頭（解剖学的死腔）にたまった呼気の洗い流し効果，② 鼻咽頭抵抗の減少，③ 呼気終末陽圧換気効果，④ 肺胞のリクルートメント効果，⑤ 気道の粘液線毛機能の改善，⑥ 正確な吸入酸素濃度などの生理学的効果があるとされ，COPD および COPD の急性増悪，肺炎，肺水腫，気管支喘息，急性肺損傷，肺挫傷，胸部外傷，ARDS 気管挿管の抜管後など，様々な呼吸疾患が適応とされ，人

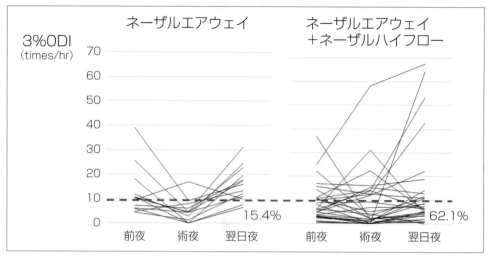

図 2. 当院における術前夜，術夜，翌日夜におけるネーザルエアウェイ単独とネーザルエア
ウェイ＋ネーザルハイフロー使用での血中酸素飽和度（ODI 3%）
3%ODI が 10 回/時未満を効果ありとすると，ネーザルエアウェイ単独では術夜が 92.3%
（12/13），翌日夜は 15.4%（2/13），ネーザルエアウェイ＋ネーザルハイフローでは術夜 65.5%
（19/29），翌日夜 62.1%（18/29）であった

工呼吸器への移行が減少するとされる．OSA に
関しては小児での有効性が報告されており[12]，低
呼吸主体の OSA 治療に有効とされ[13]，成人の周術
期の使用においてもある程度の CPAP 効果が期
待でき，単独使用よりギャッチアップ姿勢などと
の併用でより治療効果を期待できる．

　未診断の OSA 患者，術前から CPAP 治療をさ
れていない患者では，ネーザルエアウェイが選択
されることが多いが，効果は CPAP よりも劣
る[14]．図 2 に当院のデータを示すが，術後 2 日目
に効果が低下しており確実な方法ではないことを
理解する必要がある．手術後 2〜3 日は，術前より
も AHI が高いことが報告されており[15][16]，REM
リバウンドと呼ばれる呼吸，循環，睡眠の調節が
不安定な状態が起きうることを理解する必要があ
る．さらに，鼻手術後のパッキングが OSA を増
悪することは知られており，鼻手術を行う場合は
鼻呼吸ルートを確保したパッキングの工夫も必要
となる．

　当院では，鼻手術時は鼻呼吸ルート確保のため
ネーザルエアウェイを挿入し，さらに気道内分泌
物の持続吸引用のチューブを挿入したうえで
CPAP を装着するか，（CPAP マスクを嫌がる，あ
るいは CPAP に耐えられない場合）代替えとして

ネーザルハイフローを使用する．CPAP あるいは
ネーザルハイフローの使用は手術室において抜管
直後から開始し，帰室時の移動中もバッテリー駆
動で使用する．少数例の検討だが，sleep surgery
（鼻咽頭手術）例に術前夜，術後当日夜，翌日夜に
おいて，ネーザルエアウェイ単独（13 例）とネーザ
ルエアウェイ＋ネーザルハイフロー使用時（29
例）の血中酸素飽和度を測定比較した（図 2）．ネー
ザルエアウェイは，手術当日の酸素化に効果を確
認できるが，翌日は増悪し，術前夜よりも増悪す
る例も多かった．一方，ネーザルエアウェイ＋
ネーザルハイフローでは個々で効果の差はあるも
のの翌日でも酸素化に効果をみる例が多かった．

　Sleep surgery においては術後 2 日以降の呼吸
管理，特に鼻手術例における管理は今後の課題で
ある．

## 最後に

　OSA 患者の周術期管理，特に sleep surgery に
おいては，外科医と麻酔科医，さらに合併症への
対応も含め，周術期管理のチームとして連携する
必要がある．また，患者とその家族に対し，患者
の周術期経過における OSA の影響について十分
な説明のうえ手術に臨むべきである．

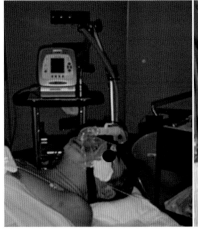

図 3.
当院での術後の BiPAP,
nasal high flow 使用例

BiPAP
＋Full face Mask
＋Nasal airway
＋Suction tube

Nasal high flow
＋Nasal airway (double)
＋Suction tube

## 引用文献

1) Kaw R, Chung F, Pasupuleti V, et al : Meta-analysis of the association between obstructive sleep apnoea and postoperative outcome. Br J Anaesth, **109** : 897-906, 2012.

2) Gross JB, Bachenberg KL, Benumof JL, et al : American Society of Anesthesiologists Task Force on Perioperative Management : Practice Guidelines for the Perioperative Management of Patients with Obstructive Sleep Apnea. Anesthesiology, **104** : 1081-1093, 2006.

3) American Society of Anesthesiologists Task Force on Perioperative Management of patients with obstructive sleep apnea : Practice guidelines for the perioperative management of patients with obstructive sleep apnea : an updated report by the American Society of Anesthesiologists Task Force on Perioperative Management of patients with obstructive sleep apnea. Anesthesiology, **120**(2) : 268-286, 2014.

4) Singh M, Liao P, Kobah S, et al : Proportion of surgical patients with undiagnosed obstructive sleep apnoea. Br J Anaesth, **110** : 629-636, 2013.

5) Tolisano AM, Bager JM : Sleep surgery and medical malpractice. Laryngoscope, **124**(6) : E250-E254, 2014.

6) Fouladpour N, Jesudoss R, Bolden N, et al : Perioperative Complications in Obstructive Sleep Apnea Patients Undergoing Surgery : A Review of the Legal Literature. Anesth Analg, **122** : 145-151, 2016.

7) Kezirian EJ, Weaver EM, Yueh B, et al : Incidence of serious complications after uvulopalatopharyngoplasty. Laryngoscope, **114**(3) : 450-453, 2004.

8) Talei B, Cossu AL, Slepian R, et al : Immediate complications related to anesthesia in patients undergoing uvulopalatopharyngoplasty for obstructive sleep apnea. Laryngoscope, **123** : 2892-2895, 2013.

9) Chung F, Yegneswaran B, Liao P, et al : STOP questionnaire : a tool to screen patients for obstructive sleep apnea, Anesthesiology, **108** : 812-821, 2008.

10) Brown KA, Laferriere A, Lakheeram I, et al : Recurrent hypoxemia in children is associated with increased analgesic sensitivity to opiates. Anesthesiology, **105** : 665-669, 2006.

11) Turan A, You J, Egan C, et al : Chronic intermittent hypoxia is independently associated with reduced postoperative opioid consumption in bariatric patients suffering from sleep-disordered breathing. PLoS One, **10**(5) : e0127809, 2015.

12) Hawkins S, Huston S, Campbell K, et al : High-Flow, Heated, Humidified Air Via Nasal Cannula Treats CPAP-Intolerant Children With Obstructive Sleep Apnea. J Clin Sleep Med, **13** (8) : 981-989, 2017.

13) Nilius G, Wessendorf T, Maurer J, et al : Predictors for treating obstructive sleep apnea with an open nasal cannula system (transnasal insufflation). Chest, **137** : 521-528, 2010.

14) Kumar AR, GuMeminault C, Certal V, et al : Nasopharyngeal airway stenting devices for obstructive sleep apnoea : a systematic review and meta-analysis. J Laryngol Otol, **129** : 2-10, 2015.

15) Isono S, Sha M, Suzukawa M, et al : Preoperative nocturnal desaturations as a risk factor fbr late postoperative nocturnal desaturations. Br J Anaesth, **80** : 602-605, 1998.

16) Chung F, Liao P, Yegneswaran B, et al : Postoperative changes in sleep-disordered breathing and sleep architecture in patients with obstructive sleep apnea. Anesthesiology, **120** : 287-298, 2014.

# みみ・はな・のど診断 これだけは行ってほしい決め手の検査

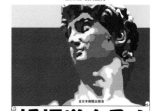

**ENTONI** No.223
2018年9月・増大号
みみ・はな・のど診断
これだけは行ってほしい決め手の検査
編集企画 福岡大学教授 坂田俊文

**好評増大号！**

編集/坂田俊文（福岡大学教授）

専門的検査を適切に実施し、検査を用いて的確かつ迅速に
診断できるようにまとめられた日常診療において役立つ1冊！

エントーニ No. 223
2018年9月増大号
定価5,280円（本体4,800円＋税）

# Monthly Book ENTONI 好評タイトルご案内

**増刷御礼**

## 睡眠時無呼吸症候群におけるCPAPの正しい使い方

エントーニ No. 191
2016年4月号
定価2,750円（本体2,500円＋税）

編集/宮崎総一郎（中部大学生命健康科学研究所特任教授）

睡眠時無呼吸症候群に対して保存的治療の第一選択として広く
導入されているCPAP治療の最新の情報を網羅！

## 子どもの睡眠・呼吸障害—病態・合併症・治療—

エントーニ No. 230
2019年4月号
定価2,750円（本体2,500円＋税）

編集/鈴木雅明（帝京大学ちば総合医療センター教授）

耳鼻咽喉科以外に小児科医、麻酔科医、神経科医にもご執筆いただき、
とくに睡眠関連呼吸障害および覚醒時の呼吸障害に焦点をあてた1冊！

**全日本病院出版会**
〒113-0033 東京都文京区本郷3-16-4　Tel:03-5689-5989
www.zenniti.com　Fax:03-5689-8030

MB ENT, 262：26-33, 2021

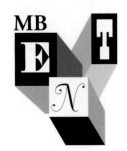

◆特集・ここが知りたい！CPAP 療法

# 高齢者 CPAP の問題点と工夫

星野哲朗*

**Abstract** 2020 年 11 月現在，愛知医科大学睡眠科・睡眠医療センターで持続陽圧呼吸 (CPAP)療法中の患者における 65 歳以上の割合は 40.1％に達している．睡眠呼吸障害(SDB)は加齢に伴い有病率が上昇するため，この比率は今後さらに高くなることが予想される．CPAP 療法は根治を目的とする治療選択肢ではないため，アドヒアランスの維持が重要となる．アドヒアランスを維持するためには CPAP 機器の選択や各種設定，マスク選択などに加えて，加齢に伴う睡眠の変化，高齢発症の場合には若年〜中年発症患者とは異なる臨床像や病態を有することなどにも配慮した治療介入が重要となる．さらに，睡眠習慣や睡眠環境の把握，睡眠衛生指導もアドヒアランスの維持や向上に重要となる．超高齢社会となった今，包括的な睡眠医療が安定したCPAP の継続には必要不可欠となっている．

**Key words** 高齢者(elderly)，睡眠構築(sleep architecture)，持続陽圧呼吸(continuous positive airway pressure)，アドヒアランス(adherence)，終夜ポリグラフ検査(polysomnography)，睡眠衛生指導(sleep hygiene education)

## はじめに

2020 年 9 月現在の人口推計では，65 歳以上の高齢者は 3,617 万人，総人口に占める割合は 28.7％と過去最高の更新が続いており，2040 年には 65 歳以上の人口が 35.3％に達すると見込まれている．睡眠呼吸障害(SDB)は加齢に伴い有病率が上昇するため，持続陽圧呼吸(CPAP)療法を受ける患者の高齢化も同様に進んでいくことが予想される．2020 年 11 月現在，愛知医科大学睡眠科・睡眠医療センターで CPAP 療法を行っている 1,042 例中，65 歳以上の患者の割合はすでに 40.1％に達しているが，この傾向は今後さらに進むものと考えている(図 1)．CPAP 療法は根治を目的とする治療選択肢ではないため，良好なアドヒアランスの維持が重要となる．本稿では加齢に伴う睡眠の変化や高齢者特有の臨床像と合わせて，アドヒア

ランスの向上を目指した当院における取り組みについて経験的な知見も含めて述べる．

## 睡眠の加齢性変化

### 1．睡眠時間・睡眠構築の変化

健常人を対象とした大規模なメタ解析により，加齢による総睡眠時間と睡眠構築の変化が示された(図 2)[1]．思春期後半に 8 時間程度存在した睡眠時間は，65 歳で約 6 時間，85 歳では 6 時間未満と加齢に伴い緩やかに減少する．睡眠構築においてはノンレム睡眠 stage 1，2(浅睡眠)が増加し徐波睡眠(深睡眠)が減少する．また，覚醒閾値の低下により中途覚醒が増加する．さらに，睡眠効率(睡眠時間／臥床時間×100)は，若年者で 90％以上であるのに対して，65 歳以上の高齢者では 80％を下回る[2]．つまり，高齢者は「臥床していても眠ることができない状態」となりやすいため，不眠の

---

* Hoshino Tetsuro，〒662-0973 兵庫県西宮市田中町 3-1　エイヴィスプラザ 2F　星野耳鼻咽喉科 睡眠呼吸センター

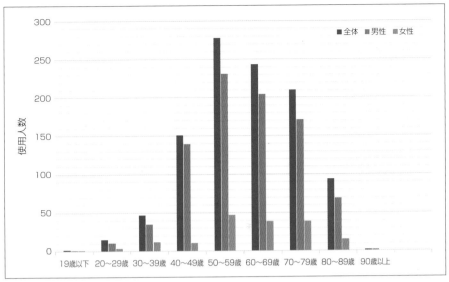

図 1. 愛知医科大学睡眠科・睡眠医療センターで CPAP 療法を行っている
患者の年齢分布（2020 年 11 月現在）

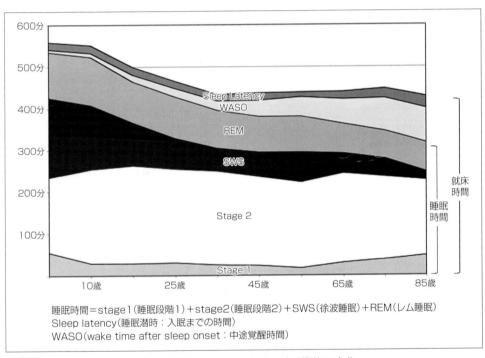

睡眠時間＝stage1（睡眠段階1）＋stage2（睡眠段階2）＋SWS（徐波睡眠）＋REM（レム睡眠）
Sleep latency（睡眠潜時：入眠までの時間）
WASO（wake time after sleep onset：中途覚醒時間）

図 2. 加齢による睡眠時間，睡眠構築の変化

訴えにもつながりやすい．しかし，患者の訴えを鵜呑みにして安易に睡眠薬を処方することは避け，睡眠習慣を十分把握して睡眠衛生指導を行うことが望ましい．睡眠衛生指導とは睡眠の質を高めるために睡眠に関する適切な知識を提供し睡眠習慣を改善する指導法であり，すべての年齢層において重要である．指導指針としては「健康づく

りのための睡眠指針 2014〜睡眠 12 箇条〜」が厚生労働省から公開されている[3]．同ホームページ上では各指針の科学的根拠も記載されているので是非ご一読していただきたい．睡眠衛生指導を行っても状況が改善しない場合は睡眠薬の投与が検討されるが，同時に SDB 以外の睡眠障害の合併についても考慮する必要がある．特に，home

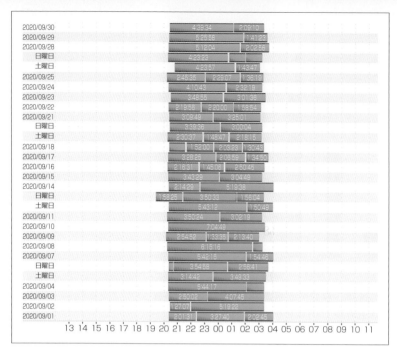

図3.

84歳，男性．20時半に就床し3時半に起床するリズム

夜間トイレは1〜2回で推移．トイレ後のマスク再装着は問題ない．就床時間が早いため早朝に覚醒することを理解できているため指導は行っていない

sleep apnea testing（HSAT）から CPAP 療法が導入されている症例に対しては，CPAP 装着下でのPSG（終夜ポリグラフ検査）が重要となる．

### 2．概日リズムの変化

概日リズムの側面においても，高齢者は若年者と明瞭な差異を示す．概日リズムの中枢である視交叉上核の加齢に伴う細胞脱落や日中活動量の低下といった高齢者に特有の生活の変化により概日リズムの振幅低下や位相の前進をきたし早起き早寝となる[4]．極端な例では夕方から眠気を自覚している例も稀ではないため，加齢に伴う概日リズムの変化にも留意する必要がある．診療の場面で「朝早く目が覚めて，その後眠れない」と訴える高齢者は稀ではないが，単に入眠が早すぎる可能性があり，「早朝覚醒」と診断する前に睡眠時間帯を把握する必要がある．現行の CPAP 機器は使用時間帯を時系列に確認することができるため，患者個々の睡眠習慣や夜間トイレを含めた中途覚醒の状況などを確認することができる（図3）．これらのデータは，併存疾患の状態把握や睡眠衛生指導を行ううえで有益な情報となる．また当院では，SDB 疑いの高齢者であっても初診時に最低2週間の睡眠日誌から睡眠-覚醒のリズムを確認している．

## 高齢者の睡眠呼吸障害

### 1．疫　学

SDB は，上気道の狭小や閉塞による閉塞性睡眠時無呼吸（obstructive sleep apnea；OSA）や呼吸中枢からの呼吸ドライブの抑制による中枢性睡眠時無呼吸（central sleep apnea；CSA）に大別される．日本人における65歳以上の年齢階層における有病率については未だ明らかとなっていないが，有病率は加齢により増加する．また，Heinzer らは40〜60歳の患者では63.2%が AHI 5回／時以上，26.8%が AHI 15回／時以上，8.9%が AHI 30回／時であった一方，60歳以上の患者では83.6%が AHI 5回／時以上，48.7%が AHI 15回／時以上，さらに22.1%が AHI 30回／時であったと報告している[5]．この検討では対象者の全例にPSGが行われており，American Academy of Sleep Medicine（AASM）2012 に準拠した呼吸イベントの解析が行われている．

### 2．病　態

近年，OSA の病態生理には複数の要因が関連するとの考えが主流となっている．その代表的なWellman モデルでは ① 解剖学的要因と3つの機能的要素，② 咽頭筋の反応性，③ 呼吸調節系

(loop gain），そして④覚醒閾値がOSAの発症に関与する因子として挙げられている[6]．また，中年期に発症し高齢になった群と，高齢になって発症した群では病態を区別して考える必要があるとされている[7][8]．後者では中年発症群より，BMI，ESS（エプワース眠気尺度），心血管系合併症の頻度，食道内圧（胸腔内圧を鋭敏に反映する呼吸努力の指標）の変動，CPAP治療圧が有意に低かったと報告されている[9]．

　①解剖学的な要因（鼻副鼻腔・咽頭・顎顔面形態異常）の評価は患者の年齢を問わず非常に重要である．また菊池らは，高齢者の機能低下による咽頭所見（舌背の落ち込み，舌背高位，軟口蓋の低緊張）を「ゆるみ」と仮称し，その評価の重要性が報告されている[10]．

　②咽頭筋の反応性とは，咽頭虚脱により生じた気流減弱を回復させるための咽頭筋の収縮反応を指し，加齢による影響を考慮する必要がある．咽頭筋の反応性には脳幹部覚醒睡眠調節中枢，呼吸リズム形成領域，中枢化学受容野からのコントロールや咽頭筋機能（筋力，知覚）が関与すると考えられている[11]．

　③酸素，二酸化炭素，pHなどの変化に対する恒常性維持のため，呼吸は様々な代償機構を有する．この代償機能の反応性が大きいほどloop gainは高く呼吸中枢は不安定となり，反応性が小さいとloop gainは安定しており呼吸中枢は安定する．Loop gainは基礎疾患や個体によって異なるが，OSA合併の有無によらず高齢者のloop gainは低いことが報告されている[12]．

　④覚醒反応に続く換気のオーバーシュートが呼吸不安定性を惹起し，次の無呼吸低呼吸へのリエントリーが生じる可能性がある[13]．加齢により覚醒閾値は低下し，また覚醒閾値の低下はCPAPアドヒアランスを低下させる要因としても重要である[14]．近年，覚醒閾値の低下によりCPAPアドヒアランスが低下している患者に対する薬物療法の有効性が報告されている[15]．覚醒閾値の評価は本来実測値に基づくが，臨床現場で広く測定を行

うことは難しい．そのため，当院ではEdwardsらによって報告されたスクリーニングツールを用いて覚醒閾値の低下が疑われる患者を識別している[16]．このスクリーニングツールは，①AHI<30回／時，②最低酸素飽和度>82.5%，③低呼吸指数（HI）/AHI×100>58.3%の3項目からなり，2項目以上を満たした場合，感度80.4%，特異度88.0%で覚醒閾値が低下している患者を予測したと報告されている．

## 高齢者に対するCPAP療法の効果と適応

　高齢者に対するCPAP療法はアドヒアランスの問題や費用対効果の観点から，その適応について議論がある．しかし，高齢者であっても良好なアドヒアランスを維持しながら臨床効果を示す例は稀ではなく，高齢を理由に一般的な適応から除外する根拠は見当たらない．さらに，認知症予防の観点からも発症年齢によらず早期に治療介入することが重要と考えられている[17]．また2014年以降，65歳または70歳以上の高齢者に焦点を当てたランダム化比較試験が報告されている．McMillanらは65歳以上のOSA患者278例を無作為にCPAP治療群（140例）と非介入群（138例）に割り付けたPREDICT studyにおいて，CPAP群は間欠的な発光に対する認知能力を評価する覚醒維持検査（OSLERテスト），転倒リスクの評価や運動器不安定症の指標であるTimed up & Go Test（TUG），ESSに改善を認めたが，心血管イベント，事故率，夜間頻尿，不安抑うつの指標であるHADS（hospital anxiety and depression scale），Mini Mental State Examination（MMSE）に影響を与えなかったと報告している[18]．ただし，試験終了時のCPAP平均使用時間は2時間未満であり結果に影響を与えている可能性がある．Dalmasesらは65歳以上の重症OSA（AHI>30）患者33例を無作為にCPAP治療群（17例）と経過観察群（16例）に割り付けた試験において，CPAP治療群はエピソード記憶，短期記憶，遂行機能が改善し，functional MRIでは右中前頭回の活性亢進を

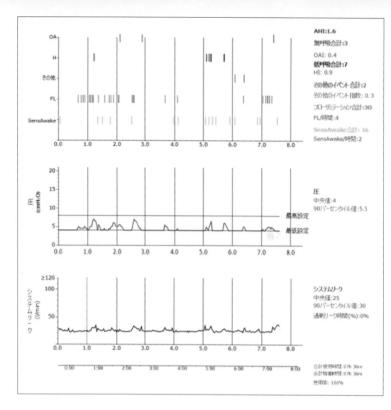

図 4.
78 歳，男性
AHI：56.2 回／時（AI：46.9 回／時,
HI：9.3 回／時）
レム期 AHI：64.8 回／時，ノンレム
期 AHI：55.1 回／時
最低 SpO$_2$：85％，CT90：1.1％
諸設定（最低圧 4 cmH$_2$O，最高圧 8
cmH$_2$O，SensAwake オン，呼気リ
リーフオフ）

認めたと報告している[19]．Martínez-García らは70 歳以上の重症 OSA（AHI≧30）患者 224 例を無作為に CPAP 治療群（115 例）と CPAP 非治療群（109 例）に割り付けた試験において，QOL の指標である QSQ（Quebec Sleep Questionnaire）の全ドメイン，HADS，ESS また認知機能面ではワーキングメモリーや注意機能の指標となる Trail Making Test（TMT）-A に改善を認めたが，血圧に対する効果は認めなかったと報告している[20]．Ponce らは 70 歳以上の中等症 OSA（15≦AHI＜29.9）患者 145 例を無作為に CPAP 治療群（73 例）と CPAP 非治療群（72 例）に割り付けた試験において，ESS と QSQ ドメインの夜間症状と感情面に効果を認めたが，TMT や HADS，血圧に対する効果は認めなかったと報告している[21]．

## CPAP 導入における注意点

### 1．CPAP 機器選択と初期導入圧

　低呼吸，フローリミテーションなどの呼吸イベントに対して自動で治療圧を増減する Auto-CPAP が主流となってきているが，呼吸イベントに対するレスポンスは機器ごとに異なる[22]．患者個々の病態や各 CPAP 機器の基本特性を把握したうえで，使用機種を選択することが重要となる．また，CPAP 療法導入後であってもアドヒアランスの向上のための機種変更は念頭におく必要がある．PSG 検査下での初期導入圧決定が望ましいが同検査の実施可能施設が絶対的に不足しているため，重症度，BMI，基礎疾患，顎顔面・鼻副鼻腔・咽頭形態などを考慮して適正圧を推定する必要がある．Auto-CPAP を処方する際，デフォルト設定（4〜15 cmH$_2$O など）は使用せず，上限圧を低く設定し経過をみながら過剰圧供給とならないように慎重に up-titration することが望ましい（図 4，5）．また，各種設定変更（苦しい，息を吐きにくい，呼吸のリズムと機械のリズムが合わないなどの訴え）の希望があれば治療詳細データに基づき適宜調整を行う．改善が得られない場合はPSG 下の治療圧設定検査を行う必要がある．

### 2．鼻腔や口腔咽頭の乾燥感

　加齢に伴い，鼻粘膜上皮高が低下し基底細胞数が減少する．また，粘膜固有層は線維化がすすみ細小動脈は狭小化する．これらの組織学的変化により，高齢者では吸気の加温加湿能が低下してい

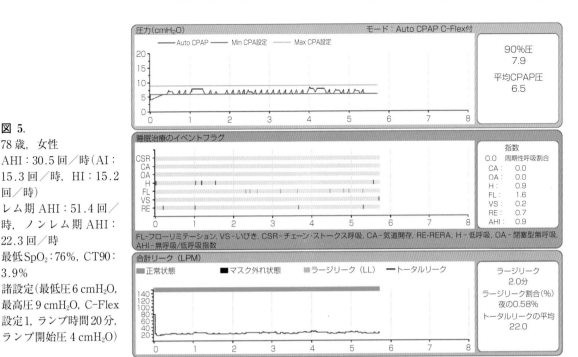

圧力 (cmH$_2$O) モード：Auto CPAP C-Flex付

— Auto CPAP — Min CPA設定 — Max CPA設定

90%圧
7.9
平均CPAP圧
6.5

睡眠治療のイベントフラグ

指数
O.O 周期性呼吸割合 0.0
CA: 0.0
OA: 0.0
H: 0.9
FL: 1.6
VS: 0.2
RE: 0.7
AHI: 0.9

FL-フローリミテーション, VS-いびき, CSR-チェーン・ストークス呼吸, CA-気道開存, RE-RERA, H - 低呼吸, OA-閉塞型無呼吸, AHI-無呼吸/低呼吸指数

合計リーク (LPM)

■正常状態 ■マスク外れ状態 ■ラージリーク (LL) —トータルリーク

ラージリーク
2.0分
ラージリーク割合(%)
夜の0.58%
トータルリークの平均
22.0

図 5.
78 歳，女性
AHI：30.5 回／時（AI：15.3 回／時，HI：15.2 回／時）
レム期 AHI：51.4 回／時，ノンレム期 AHI：22.3 回／時
最低SpO$_2$：76%，CT90：3.9%
諸設定（最低圧 6 cmH$_2$O，最高圧 9 cmH$_2$O, C-Flex 設定1，ランプ時間 20 分，ランプ開始圧 4 cmH$_2$O）

る[23]．冬季のみならず CPAP の使用により鼻腔および口腔咽頭の乾燥感を訴える高齢者は稀ではないため，加温加湿器の導入は季節を問わず積極的に行うことが望ましい．ただし，加湿器の清潔を維持する指導も同時に重要となる．

## 3．エアリーク

表情筋や皮下脂肪量などの加齢変化を考慮したマスクフィッティングが重要となる．ネーザルマスクかピローマスクの選択は患者と相談して決定する．マスクフィッティングは臥位の状態でマスクを装着して確認することが確実である．リークのコントロールが困難な場合はジェルクッションを用いたマスクに変更している．また，夜間トイレなど中途覚醒に伴うマスクの取り外しの可能性や基礎疾患（関節リウマチ，神経筋疾患など）の有無を考慮して患者が装着しやすいマスク（マグネット固定式やメンテナンスにマスクの分解を必要としないもの）を選択することも重要となる．また，加齢に伴う口腔機能の低下により，開口しやすくなる．CPAP 療法中の開口はラージリークをきたし中途覚醒の原因となるだけでなく，治療そのものが成立しなくなるため，開口予防のテープやチンストラップの併用を考慮する必要がある．

## 4．加齢に伴い増加する睡眠障害

周期性四肢運動障害（PLMD）はむずむず脚症候群（RLS）の 80%以上に合併し，両者とも加齢に伴い有病率は増加する[24]．RLS 症状は入眠障害の原因となり，PLMD は睡眠維持障害の重要な原因となる．周期性四肢運動（PLM）は母趾の背屈や足関節・膝関節の屈曲を反復性，周期性に生じる四肢運動で OSA 患者において高頻度に合併する．CPAP 療法により呼吸イベントが十分コントロールできていても PLM による覚醒反応が原因で眠気が改善していない可能性がある．PLMD は治療抵抗性不眠の鑑別疾患としても重要なため，本疾患が疑われる場合は CPAP 使用下での PSG 検査が必要となる．その他，レム睡眠行動障害などの合併が疑われる場合も専門医療機関への紹介が必要となる．

## 5．不適切な睡眠習慣

不適切な睡眠習慣は睡眠の質を低下させるだけでなく，CPAP 療法に対するアドヒアランスにも影響をきたす可能性がある．カフェインは緑茶やコーヒーなどとして高齢者において頻繁に摂取される傾向にある．カフェインは覚醒作用に伴う入眠障害だけでなく，利尿作用から夜間頻尿をきたし睡眠の質を低下させるだけでなく，トイレに行

く際のマスク取り外しと再装着を要する．カフェインの血中半減期は約3～5時間とされているため，摂取時間には特に注意が必要である．さらに，カフェインの過剰摂取はむずむず脚症候群の誘因としても重要である．その他，就寝前の水分摂取，飲酒，寝室環境など注意すべき点は多岐にわたる．「健康づくりのための睡眠指針2014～睡眠12箇条～」[3]に基づき適切な指導を行う必要がある．

## 6. その他

CPAP導入初期のアドヒアランスは長期のアドヒアランスに影響するため，当院ではCPAP導入後の初回診察は治療開始から2週間以内としている．また，CPAP治療データから確認できる呼吸イベント指数や平均使用時間だけでなく図3に示す睡眠のリズムや図4，5に示す治療圧の推移，リークの有無などの治療詳細データを提示して治療に対して肯定的な気持ちを持てるよう促していくことが重要である．最後に，高齢者においては自覚症状が乏しい症例も多く，CPAPによる効果をうまく聞き出すことが良好なアドヒアランスの維持に重要となる．

## おわりに

超高齢社会となった今，CPAPを使用する高齢者は今後さらに増加することが予想される．睡眠の加齢性変化，若年～中年患者とは異なる臨床像，合併症などを念頭においた包括的な睡眠医療が今後さらに重要になると考えられる．

## 文 献

1) Ohayon MM, Carskadon MA, Guilleminault C, et al：Meta-analysis of quantitative sleep parameters from childhood to old age in healthy individuals：developing normative sleep values across the human lifespan. Sleep, **27**(7)：1255-1273, 2004.
   Summary 加齢により睡眠時間が短縮，ノンレム睡眠 stage 1，2(浅睡眠)が増加，徐波睡眠(深睡眠)が減少することを報告している．

2) 三島和夫：高齢者の睡眠と睡眠障害．J Natl Inst Public Health, **64**(1)：28, 2015.

3) 厚生労働省．睡眠対策. https://www.mhlw.go.jp/stf/seisakunitsuite/bunya/kenkou_iryou/kenkou/suimin/index.html

4) Duffy JF, Dijk D-J, Klerman EB, et al：Later endogenous circadian temperature nadir relative to an earlier wake time in older people. Am J Physiol, **275**(5)：R1478-R1487, 1998.

5) Heinzer R, Vat S, Marques-Vidal P, et al：Prevalence of sleep-disordered breathing in the general population：the HypnoLaus study. Lancet Respir Med, **3**(4)：310-318, 2015.

6) Wellman A, Eckert DJ, Jordan AS, et al：A method for measuring and modeling the physiological traits causing obstructive sleep apnea. J Appl Physiol, **110**(6)：1627-1637, 2011.
   Summary ① 解剖学的要因と3つの機能的要素，② 咽頭筋の反応性，③ 呼吸調節系(loop gain)，そして ④ 覚醒閾値がOSAの発症に関与する因子として報告されている．

7) Edwards BA, O'Driscoll DM, Ali A, et al：Aging and sleep：physiology and pathophysiology. Semin Respir Crit Care Med, **31**(5)：618-633, 2010.

8) Edwards BA, Wellman A, Sands SA, et al：Obstructive sleep apnea in older adults is a distinctly different physiological phenotype. Sleep, **37**(7)：1227-1236A, 2014.

9) Kobayashi M, Namba K, Tsuiki S, et al：Clinical characteristics in two subgroups of obstructive sleep apnea syndrome in the elderly：comparison between cases with elderly and middle-age onset. Chest, **137**(6)：1310-1315, 2010.
   Summary 高齢発症群では心血管系合併症の頻度，食道内圧(胸腔内圧を鋭敏に反映する呼吸努力の指標)の変動，CPAP治療圧が有意に低かったと報告されている．

10) 菊池 淳，池園圭子，佐藤公則ほか：高齢者における睡眠時呼吸障害の形態診断．口咽科, **24**(2)：141-149, 2011.

11) 鈴木雅明：睡眠呼吸障害における咽頭筋の反応性．睡眠医療, **14**(3)：293-300, 2020.

12) Wellman A, Malhotra A, Jordan AS, et al：Chemical control stability in the elderly. J Physiol, **581**：291-298, 2007.

13) Eckert DJ, Younes MK：Arousal from sleep：implications for obstructive sleep apnea patho-

genesis and treatment. J Appl Physiol, **116**：302-313, 2014.

14）Zinchuk A, Edwards BA, Jeon S, et al：Prevalence, associated clinical features, and impact on continuous positive airway pressure use of a low respiratory arousal threshold among male United States veterans with obstructive sleep apnea. J Clin Sleep Med, **14**(5)：809-817, 2018.

15）Schmickl CN, Lettieri CJ, Orr JE, et al：The Arousal Threshold as a Drug Target to Improve Continuous Positive Airway Pressure Adherence：Secondary Analysis of a Randomized Trial. Am J Respir Crit Care Med, **202**(11)：1592-1595, 2020.

16）Edwards BA, Eckert DJ, McSharry DG, et al：Clinical predictors of the respiratory arousal threshold in patients with obstructive sleep apnea. Am J Respir Crit Care Med, **190**(11)：1293-1300, 2014.

17）北村拓朗，宮崎総一郎，鈴木秀明：睡眠呼吸障害と認知機能障害．口咽科，**30**：25-29, 2017.

18）McMillan A, Bratton DJ, Faria R, et al：Continuous positive airway pressure in older people with obstructive sleep apnoea syndrome（PREDICT）：A 12-month, multicenter, randomised trial. Lancet Resp Med, **2**：804-812, 2014.
  Summary　65歳以上のOSA患者278例を対象とした試験において，CPAP治療群はOSLERテスト，Timed up & Go Test，ESSに改善を認めたと報告している．

19）Dalmases M, Solé-Padullés C, Torres M, et al：Effect of CPAP on Cognition, Brain Function,

and Structure Among Elderly Patients With OSA：A Randomized Pilot Study. Chest, **148**：1214-1223, 2015.
  Summary　65歳以上の重症OSA（AHI＞30）患者33例を対象とした試験において，CPAP治療群はエピソード記憶，短期記憶，遂行機能が改善したと報告している．

20）Martínez-García MÁ, Chiner E, Hernández L, et al：Obstructive sleep apnoea in the elderly：Role of continuous positive airway pressure treatment. Eur Respir J, **46**：142-151, 2015.
  Summary　70歳以上の重症OSA（AHI≧30）患者224例を対象とした試験において，QSQ（Quebec Sleep Questionnaire）の全ドメイン，HADS, ESS, ワーキングメモリー，Trail Making Test（TMT）-A に改善を認めたと報告している．

21）Ponce S, Pastor E, Orosa B, et al：The role of CPAP treatment in elderly patients with moderate obstructive sleep apnoea：A multicentre randomised controlled trial. Eur Respir J, **54**(2), 2019.
  Summary　70歳以上の中等症OSA（15≦AHI＜29.9）患者145例を対象とした試験において，ESSとQSQドメインの夜間症状と感情面に効果を認めたと報告している．

22）徳永　豊：Continuous positive airway pressure. 日呼吸誌，**3**(6)：764-770, 2014.

23）野中　聡：高齢者における病態生理と対応：高齢者の鼻腔粘膜乾燥の病態とその対応．日耳鼻会報，**104**(8)：832-835, 2001.

24）井上雄一：高齢者における睡眠障害．日老医誌，**49**(5)：541-546, 2012.

MB ENT, 262：34-43, 2021

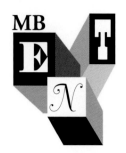

◆特集・ここが知りたい！CPAP療法

# CPAPのメカニズムと問題点
## ―新型コロナウイルス感染症(COVID-19)と気道消化管(aerodigestive duct)の観点から―

徳永 豊*

**Abstract** 人間の呼吸管と消化管は高度に進化し，並列リンクした気道消化管(aerodigestive duct)を形成している．閉塞性睡眠時無呼吸症(OSA)の持続陽圧呼吸(CPAP)は，1981年コリン・サリバンのnasal CPAP装置からはじまった．残念なことに，未だにCPAPは上気道を圧で強制的に開大する装置と誤解されがちである．また，無呼吸低呼吸が改善しない場合にCPAP圧を上げるというロジックがとられがちである．COVID-19のパンデミックの時代，CPAP圧は飛散防止対策が要求されている．どうするべきか？ 最新CPAPは，安静呼吸を維持するために吸気と呼気で高流量送気を可変させている．上気道狭窄の指標である吸気フローリミテーションをモニターしながら，代償性呼吸に瞬時に反応して，気道閉塞を起こさないように動作している．CPAP療法のポイントは，横隔膜がつくる吸気陰圧を，いかにCPAP装置に伝達するかである．気道消化管の鼻腔，口腔の医学的評価がキーポイントである．OSAの診療にパラダイムシフトが到来している．

**Key words** 持続陽圧呼吸(CPAP)，COVID-19，フローリミテーション(flow limitation)，気道消化管(aerodigestive duct)

## はじめに

人間の呼吸管と消化管は，顎顔面の入り口(鼻，口)から並列リンクした気道消化管(aerodigestive duct)のシステムを形成し，高度に進化した機能を有している[1]．呼吸，消化，嗅覚，味覚だけでなく，新型コロナウイルス感染症(COVID-19)を含めて感染・アレルギー防御の最前線でもある(図1-a)．人間の呼吸は，鼻呼吸だけでなく，口呼吸もできる．同じ哺乳類でもイルカは，呼吸管と消化管が独立している(図1-b)．イルカは口呼吸ができない．イルカの呼吸は，消化管の開口，下顎の後退，舌根沈下の影響を受けない．しかし，人間の鼻呼吸は，開口，下顎の後退，舌根沈下により阻害される．さらに，人間の呼吸管の最大の弱点は，睡眠中に陰圧呼吸のために呼吸管と消化管が交差する咽頭の虚脱が起こりやすいことであ

り，1976年にクリスチャン・ギルミノーが閉塞性睡眠時無呼吸症(OSA)を定義した．しかし，当時の標準的な治療は，気道消化管を分離する非生理的な気管切開療法であった．1981年コリン・サリバンは，日立の掃除機のブロアーを利用してホースから一方向の加圧した高流量の空気を鼻マスクに送り，呼気終末陽圧(PEEP)をかけ，呼気チューブから排気する上気道の虚脱を防ぐnasal CPAP装置(図2)を開発した[2]．さらに，終夜睡眠検査でその効果を証明した．コリン・サリバンの手法の画期的なことは，気道消化管のシステムを分離せず睡眠中の鼻呼吸をサポートするという点である．nasal CPAPは，遠隔モニタリングが可能な小型化，軽量化，低騒音化のCPAP装置およびシリコンマスクのインターフェース(図3-a：ピローマスク，3-b：鼻マスク，3-c：フルフェイスマスク)に進化した．ブロアーと加温加湿器が合

* Tokunaga Yutaka，〒730-0016 広島県広島市中区幟町13-4 広島マツダビル2F 医療法人徳永呼吸睡眠クリニック 内科・呼吸器内科，院長

図 1.
呼吸管と消化管の進化
　a：呼吸管と消化管が
　　並列リンクし，気道
　　消化管(aerodiges-
　　tive duct)を形成し
　　ている人間
　b：呼吸管と消化管が
　　独立しているイルカ
（文献 1 より引用）

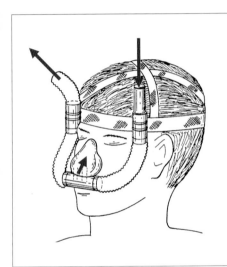
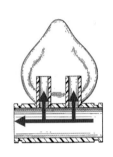
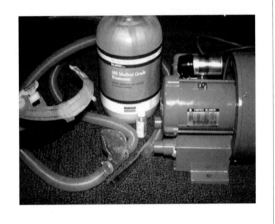

図 2. コリン・サリバンの nasal CPAP
※ブロアーの送風流量は常時一定
（文献 2 より引用）

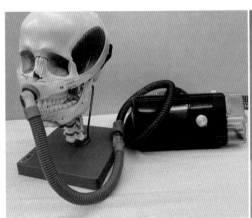
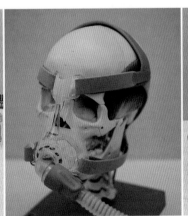
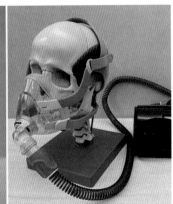

a．ピローマスク　　　　　　　b．鼻マスク　　　　　　c．フルフェイスマスク

図 3.

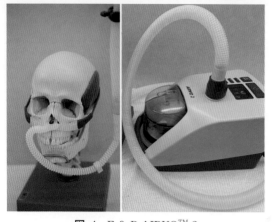

**図 4.** F & P AIRVO™ 2
加温加湿ブロアー
※ブロアーの送風流量は常時一定

体し，呼気孔をもたないネーザルハイフロー（図4）は，コリン・サリバンの nasal CPAP の原型をもっともとどめている．2021 年，COVID-19 のパンデミックが 2 年目となり，日本は国難に直面している．WHO の発表（2021 年 7 月 7 日）では世界の感染者総数約 1 億 8 千万人，死亡者総数約 400 万人である．ウイルス対策と飛散予防（図 5-a）は，CPAP 療法においても重要な問題である[3]．CPAP の基本的なメカニズムは，ブロアーからの高流量

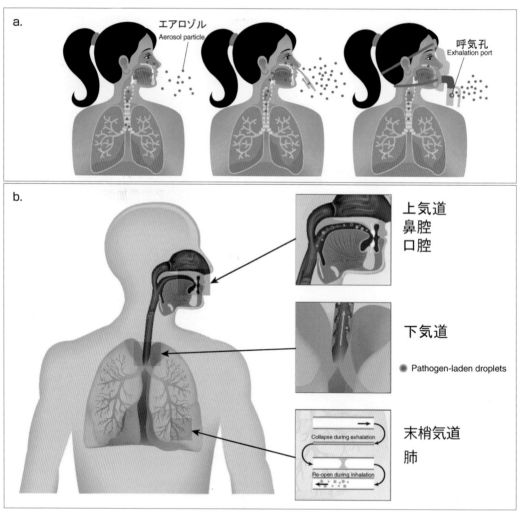

**図 5.**
a：COVID-19 の飛散
b：COVID-19 呼吸器感染症
（文献 3 より引用）

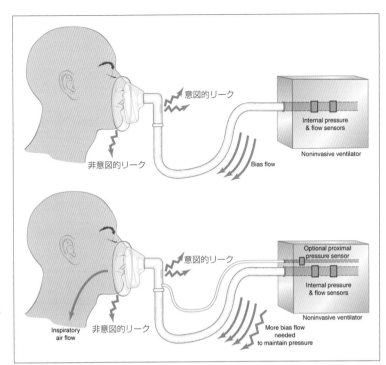

**図 6.**
CPAP 呼気孔からの意図的リークと
送風流量
（文献 5 より引用）

空気の送気と呼気孔からの排気であり，CPAP の空気飛散対策は必須である．医療のパラダイムシフトが求められている．コリン・サリバンの原点にもどり，気道消化管の新しい考えを導入し，CPAP のメカニズムの理解から CPAP 療法の問題点と解決法を考えていきたい．

## COVID-19 の外来管理と CPAP

米国国立衛生研究所（NIH）の COVID-19 の外来管理のガイドライン（2021 年 4 月）では，患者の約 8 割は軽症者のため，外来または自宅で管理できることが明示された[4]．COVID-19 陽性者はトリアージを実施し，遠隔医療にて経過をみる．肺炎や低酸素血症があると急速に症状が進行する可能性があるため，入院が必要となる．COVID-19 患者を外来で適切に医学的にフォローアップするためには，重症化のリスクがある患者を特定する必要がある．特に，呼吸困難は COVID-19 発症から 5 日程度で起こり，肺炎，呼吸不全につながる可能性がある．OSA の管理のために CPAP を使用している場合は，COVID-19 発症後も継続して使用することができるが，他の人から隔離された状況下で使用するよう，患者へアドバイスする必要がある．

広島市では COVID-19 陽性者は保健所によりトリアージが実施され，在宅療養，ホテル療養，入院医療に振り分けが行われる．当院では，入院医療の場合は，許可がおりれば，CPAP を持参するように指導している．在宅療養，ホテル療養の場合は，CPAP 加温加湿装置の併用を指導し，CPAP の遠隔モニタリングのデーターと図 5-b を参照して上気道，下気道，末梢気道および肺に COVID-19 の病変が進展していないか[3]，「声が頼り」の電話診療を実施している．経皮酸素飽和度測定に加えて，簡易な呼吸モニタリング装置の開発が望まれる．ホテル療養の場合は，精神的なストレスが強く，できるだけ第 5 病日までは毎日電話をしている．指導内容はホテルの担当看護師に患者本人から報告してもらっている．状況によっては，看護師と相談のうえ，胸部 CT 検査と入院の可否を入院医療機関にお願いしている．

## CPAP 装置は，なぜ空気が飛散するか？

高流量の空気を送気するブロアー型の CPAP，BiPAP，ASV は，常時，高流量の空気が患者側から飛散している．CPAP 装置内のブロアーからは，設定圧に加圧された高流量の空気が患者のマスクに向け一方向に送気されている（図 6）．この

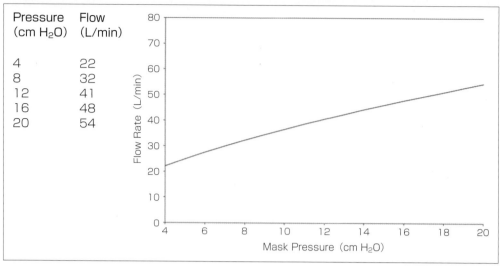

| Pressure (cm H₂O) | Flow (L/min) |
|---|---|
| 4 | 22 |
| 8 | 32 |
| 12 | 41 |
| 16 | 48 |
| 20 | 54 |

図 7. 呼気孔からの意図的リークと CPAP 圧の関係
レスメド社 Airsense 10, フルフェイスマスク
（開示情報による）

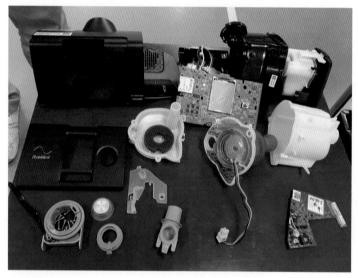

図 8.
CPAP 装置の整備点検
レスメド社 Airsense 10

空気は，マスクの呼気孔から常に排気されており，空気の飛散の原因である．呼気孔からの排気は，意図的リークという[5]．一方，マスク周囲からも空気がリークしており，非意図的リークという．意図的リークと CPAP 圧の関係（図7）は，例えば，CPAP 4 cmH₂O 圧では 22 l/min, 12 cmH₂O 圧では 41 l/min となり，意図的リークは倍増する．CPAP 圧を上げれば，呼気孔からさらに高流量の空気が飛散する．これらのデーターは開示され，添付文書ならびに CPAP メーカーの HP でみることができる．

　CPAP 装置の呼気孔だけでなく，吸気孔も要注意である．送気と同量の高流量の空気が CPAP 装置内に吸引されている．装置内には，COVID-19 を含めて様々な物質が吸引される．装置内が有害物質により汚染されると，人体に加圧されて送気されるため，健康被害が発生する可能性がある．吸気孔には，抗ウイルスフィルターの設置が望まれるが，現実的には，空気清浄器を CPAP の吸気孔の側に置くように指導している．吸気孔からの視点で CPAP 装置内部を考えてみると，在宅医療機器会社での CPAP 装置の整備点検は重要である（図8）．

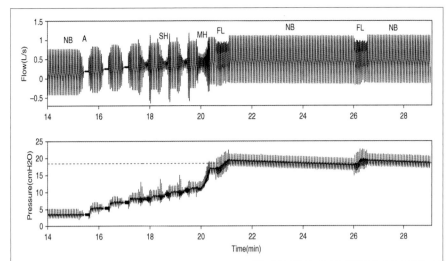

図 9.
オート CPAP の
アルゴリズム
(文献 6 より引用)

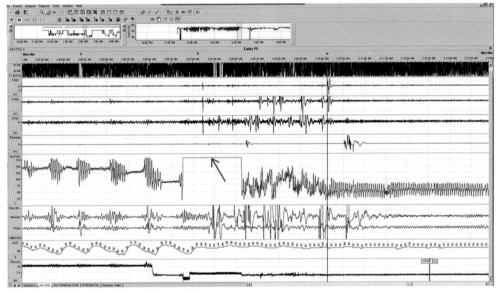

図 10. フルフェイスマスクから鼻マスクに交換(↑)することで無呼吸が改善する
(文献 7 より引用)

## CPAP 装置の飛散予防対策「nasal CPAP」

コロナ禍の今，CPAP の飛散予防対策が必須である．逆説的にいうと CPAP を使用しないことである．しかし，CPAP 療法の指導管理医がどうしても OSA の治療のために CPAP を必要とする場合には，現在の CPAP のメカニズムでは，① できるだけ CPAP 圧を最小にすること，② オート CPAP(図 9)の圧の範囲[6](デフォルト：最低 4〜20 cmH$_2$O)をできるだけ狭くすること，③ フルフェイスマスクを使わず，鼻マスク「nasal CPAP」にすることである．①② の根拠は，CPAP 圧が高い

と意図的リークが大きくなるためである．③ の根拠は，フルフェイスマスクは，マスク周囲径とマスク内容量が大きく，非意図的リークが大きくなることである．また，舌根沈下を誘導する場合[7]がある(図 10)．

CPAP は電気で動作する装置である．停電，故障，リコール(図 11)が起こる場合が想定される．まさかに備えて，OSA の CPAP 以外の代替療法[8]を準備する．OSA は，気道消化管の病態と考えれば，耳鼻咽喉科，歯科との診療連携は，必須である．

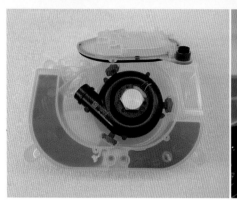
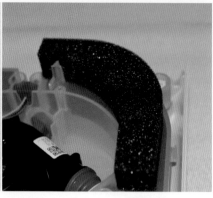

図 11.
フィリップ社ドリーム
ステーション
消音材の発泡ウレタン
※医薬品医療機器総合
機構(PMDA)2021 年 7
月 20 日，クラス Ⅱ リ
コール，約 27 万台
(文献 12 より引用)

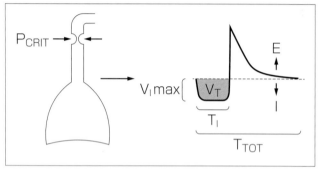

図 12. 上気道の虚脱と吸気フローリミテーション
(文献 9 より引用)

医療機器としての CPAP とその仕組み，OSA 診療日米比較，進化した呼吸管理についての情報は，当院のホームページ(https://respiration-sleep.com)で公開している.

## フローリミテーションと CPAP の代償性努力呼吸補助

睡眠中に上気道の虚脱性が増加し，上気道狭窄が出現すると吸気流量波形のプラトー化が特徴である吸気フローリミテーションが出現する(図12)[9]. 吸気フローリミテーションは，OSA の無呼吸低呼吸指数(AHI)の前段階の呼吸イベントであり，とても重要な因子であるにもかかわらず，残念ながら OSA の重症度に反映されない. AHI が正常，もしくは，軽度の OSA と診断されてフローリミテーションが見逃されている小児，女性は少なくないと予測される[10]. フローリミテーションの診断が簡易に行えるように，日本のテクノロジーを集中する必要がある.

CPAP の基本は，就寝中に安静呼吸ができるように，吸気で CPAP の高流量を増加し，呼気で CPAP 流量を減少し，安定した CPAP 圧を維持し，気持ちよく睡眠ができる装置である. 気道を圧で強制的に開く装置ではない. 国際規格(ISO)は 500 ml の換気条件で呼吸数を可変して，CPAP 圧の動的精度を規定している(図13). 最新 CPAP は，CPAP 中の上気道狭窄の指標であるフローリミテーションを常時モニタリングしている. フローリミテーションの後には，必ず代償性努力呼吸が出現する. CPAP は，この代償性努力呼吸を予測制御して，瞬時に高流量吸気補助を行っている. レスメド Airsense10 は，安静呼吸停止(FRC)では，22 ml/min の流量が最大 151 ml/min まで増大する. とても高性能なブロアーである. 一時的には，設定 CPAP 圧を超えている. この能力は，CPAP の最大流量として開示されている(図14)が，一時的に気道内圧が，どのくらい上昇しているかは，未公開である. ISO で開示が望まれる.

## フローリミテーションとクリスチャン・ギルミノー(CG)

OSA を定義した CG は，OSA のフローリミテーションについて以下のように述べている[11]. 「OSA は，これまで換気停止に伴う低酸素血症こそが睡眠呼吸障害の症状と理解されてきた. そのため若い女性患者に認められるような酸素飽和度の低下を伴わないフローリミテーションを主体とした睡眠呼吸障害への認知や治療が遅れてきた. 睡眠時無呼吸の定義は低酸素血症に縛られず捉えられるべきだと考えている. 睡眠中の呼吸異常は，睡眠中の間欠的フローリミテーションという

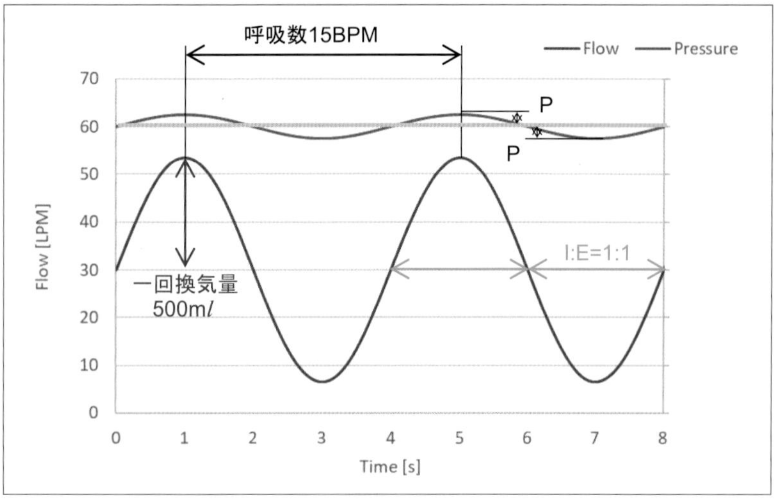

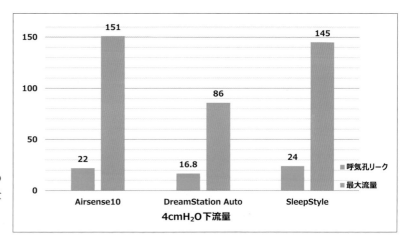

図 13.
CPAP とは？
※閉塞性睡眠時無呼吸症の治療器具　ISO 80601-2-70 より

図 14.
CPAP 4 cmH$_2$O 下での呼気孔リークと最大流量（各社開示情報による）

現象から始まるものと考えられる．そもそも呼吸とは，様々な反射機構が適切に機能して初めて実現する複雑な動態である．眠るということは呼吸調節を助けるいくつかのコントロール機構が休止し，さらには休息のために体を横たえるため，呼吸にとって新しい様相をもたらすものである．上気道は，この睡眠というシグナルに対し通常は的確に対応している．この複雑な調整機構が，病態の発症，進行に影響を及ぼす因子となっていると考えている．生理的にわずかな影響を与えるような小さな不調和においては，生体はほぼ正常に補完し機能することができるだろう．例えば，換気量がわずかに減少し，正常の分時換気量を維持するために必要な呼吸努力が増加した際に，これらの補正を行うために呼吸数を増加させるというようなことである．しかし，小さな障害が遷延化すると，睡眠時には対応不可能な呼吸努力が生じる

ようになり，睡眠構築にも影響を及ぼすようになってくる．この結果，睡眠は徐々に障害され，覚醒閾値に異常をきたすことにより患者は容易に覚醒するようになる．また，熟眠感の欠如，倦怠感，疲労感を訴えるようになってくる．」

CPAP 療法は，2021 年，COVID-19 の CPAP 呼気孔からの飛散問題，さらにフィリップ社 CPAP 関連の大規模リコール問題（CPAP 装置内の消音材劣化による健康被害への危惧）などで逆風にさらされている．睡眠呼吸障害の診断治療は，フローリミテーションの早期診断治療にパラダイムシフトする必要がある．

## おわりに

3D マイクロホンがスマートフォンにつき，3D 音記録が簡単にできる時代が到来した．呼吸音だけでなく，異常呼吸音の音源の位置が 3D 音記録

にて予測可能となった．次の第6世代移動通信システムになると，寝息や覚醒呼吸音の鑑別，さらに時系列にいびきや吸気フローリミテーションと音源の場所（鼻，喉頭，咽頭）の予測が3D音記録により可能となるだろう．また，吸気性喘鳴を主徴とする声帯機能不全が看過されなくなり，早期診断治療がすすむ．呼気性喘鳴と下気道の呼気フローリミテーションが3D音で記録されると喘息管理は，飛躍的に進化する．歯ぎしりや，胃食道逆流症（GERD）に随伴する咳は，3D音記録の得意領域になるかもしれない．3D音モニタリングにより気道消化管の概念が普及するであろう．「呼吸は全身の鏡」「腹八分は医者いらず」ということわざが立証される．呼吸機能だけで評価した呼吸改善薬は，消化管を阻害している可能性がある．消化管の胃酸を抑制している薬は，肺の炎症に関与している場合があると推察する．AIがクリスチャン・ギルミノーの睡眠呼吸障害の考えを学習して，彼の声を再現し，実例を論理的に日本語で次世代の人達のために，わかりやすく解析リポートしてくれる時代が，一日も早くくることを待ち望みたい．

## 謝　辞　CPAP療法のポイント

少し前より夜間の運転中に対向車が見にくくなった．右眼が疲れやすくなり，今年の2021年2月頃から，初めて耳鳴が出現．コロナ禍のストレス？　頭部MRI検査をしてみた．なんと下垂体後葉の腫瘍があった．また，眼科の視野検査で，右上の同名半盲があった．

手術は，県立広島病院脳神経外科にお願いし，2021年4月28日に蝶形骨洞アプローチによる内視鏡下垂体手術となった．筆者はCPAPユーザー．入院する3日前から鼻マスクを中止し，フルフェイスマスクの加温加湿CPAPで口呼吸CPAPを練習した．担当麻酔科医は知己の福田秀樹主任部長．術後からフルフェイスCPAP使用の許可をいただく．幸に無事手術は終了．福田先生から「OSAはないです．」とのコメント．

脳神経外科病棟観察室に戻った．いつもアクロメガリー紹介でお世話になっている富永篤脳神経外科主任部長より下垂体後葉腫瘍の手術は，うまく切除できた．悪性の可能性は，ほとんどないとの説明あり．大

感謝．診断病理は西坂隆主任部長．安心．幸せ気分で就寝．挿管チューブのカフ跡に少し痛みがあり，CPAPのフル加温加湿により，予測したとおり痛みが消失していく．とても気持ちがいい．COVID-19の時代である．「上気道炎の初期疼痛には，加温加湿療法が薬剤療法よりも先行する」との仮説をたてて科学的に検証するドクターの出現を期待したい．術後観察室の筆者の左側のベッドの患者さん．カーテン越しに息づかいを聞くと，COPDがありそう．まさかOSA合併？　恐れは的中．高度のいびき，無呼吸が間断なく出現．このままいくとGERDも合併？　不安は的中．すごい代償性呼吸，少し間があり，ものすごい咳．術直後の夜はフルモニター装着．ものすごいアラームがOSAの呼吸イベントと同期．さらに看護師詰め所の扉があくと詰め所のアラーム音も加わり，ゲームセンターで寝ているみたいだった．人生初の耐えに耐えた夜だった．観察室を出た翌日からは幸せだったが，その幸せは続かなかった．手術後の蝶形骨洞からまず，フィブリン糊様のものが出てきて，その後から，血液のゼリー状のものが鼻腔に突然，間欠的に垂れてくる．自然経過とはいえ，不安な毎日となった．しかし，耳鼻咽喉科受診（平位和久主任部長）と連携しており不安は解消した．鼻腔の障害物があると横隔膜の吸気陰圧情報がCPAPに正確に伝わらないため，CPAPの吸気・送気がバタついてしまい，フルフェイスの鼻呼吸はできなくなることを経験した．

呼吸は，気道消化管を通り行われる．①鼻で吸って鼻で吐く，②口で吸って口で吐く，③鼻で吸って口で吐く，④口で吸って鼻で吐く，4つの方式がある．さらに⑤喘息やCOPDでは，内因性PEEPの発生により呼吸困難が出現する．その場合，口で吸って，口をすぼめながら呼気時に気道に圧をかける呼吸を行う．気道消化管の鼻または口から横隔膜がつくる吸気陰圧情報をCPAPに上手に伝達することが，最新CPAP療法のポイントだと入院中に考えた．

いろいろなことを再学習した1週間の入院だった．現在は日本の保険医療制度のおかげで，再び現場医師に完全復帰できた．お世話になった医療関係者の方々に深く感謝を申し上げます．

また，本編集企画のメンターである藤田医科大学ばんたね病院耳鼻咽喉科中田誠一教授ならびに全日本病院出版会ENTONI編集部の加藤百恵氏の両氏は，コロナ禍，CPAPの逆風，手術という筆者の予想外の経験の中，暖かく脱稿を待ってくださり，気道消化管というコンセプトに出会い，新しい可能性に目を開かせていただきました．心より感謝を申し上げます．

## 文　献

1) Mac Aogáin M, Baker JM, Dickson RP：On Bugs and Blowholes：Why Is Aspiration the Rule, Not the Exception? Am J Respir Crit Care Med, **203**(9)：1049-1051, 2021.

2) Sullivan CE：CPAP：The primary treatment for sleep disordered breathing, Postgraduate course. American Thoracic Society 2010. New Orleans, 2010.

3) Dhand R, Li J：Coughs and Sneezes：Their Role in Transmission of Respiratory Viral Infections, Including SARS-CoV-2. Am J Respir Crit Care Med, **202**(5)：651-659, 2020.

4) General Management and Therapeutic Management of Nonhospitalized Patients July 8, 2021. https://www.covid19treatmentguidelines.nih.gov/

5) Patient-Ventilator Asynchronies during Polysomnography. Adam Alter 1, Eduardo Mireles-Cabodevila. Ann Am Thorac Soc, **15**(10)：1229-1233, 2018.

6) Villanueva JA, Isetta V, Monstserrat JM, et al：A Portable Continuous Positive Airway Pressure Device That Can Perform Optimally under Strenuous Conditions. Am J Respir Crit Care Med, **198**(7)：956-958, 2018.

7) Gu C, Jun JC：Continuous Positive Airway Pressure Titration：A Minor Change Can Make a Major Difference. Jun Ann Am Thorac Soc, **15**(9)：1105-1107, 2018.

8) 日本呼吸器学会，呼吸管理学術部会：Philips 社製陽圧換気療法機器に関する安全通知(A field safety notice)について　2021 年 6 月 25 日. https://www.jrs.or.jp/modules/assemblies/

9) Schwartz AR, Schneider H, Smith PL, et al：Physiologic Phenotypes of Sleep Apnea Pathogenesis. Am J Respir Crit Care Med, **184**：1105-1106 2011.

10) Pamidi S, Redline S, Rapoport D, et al：An Official American Thoracic Society Workshop Report：Noninvasive Identification of Inspiratory Flow Limitation in Sleep Studies. Ann Am Thorac Soc, **14**(7)：1076-1085, 2017.

11) クリスチャン・ギルミノー：巻頭言　睡眠時無呼吸症候群. 塩見利明(編)：睡眠無呼吸症—広がる SAS の診療—. 朝倉書店，2013.

12) PMDA 医療機器回収の概要　令和 3 年 7 月 20 日. https://www.info.pmda.go.jp/rgo/MainServlet?recallno=2-10223

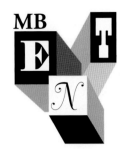

MB ENT, 262：44-51, 2021

◆特集・ここが知りたい！CPAP療法

# CPAP 使用中の不眠と睡眠導入薬

森　裕之*

**Abstract**　OSAS と不眠症は並存率が高く，不眠が OSAS 治療に悪影響を与えることも多い．不眠が並存している場合は不眠の治療をしっかりと行うことが重要である．

必要な睡眠時間を超えての臥床やレストレスレッグス症候群，周期性四肢運動障害などの不眠の原因を見逃さないことが重要である．

CPAP 使用中に睡眠薬を使用することによって CPAP アドヒアランス向上をきたすことがある．

OSAS に合併する不眠治療における睡眠薬は軽症〜中等症の場合，いずれの睡眠薬も有効と考えられる．重症 OSAS 患者の不眠症の場合は睡眠薬の研究結果は少ないが，薬剤特性や将来睡眠薬を中止すること，転倒リスクを考えるとオレキシン受容体拮抗薬やメラトニン受容体作動薬が安全性に優れていると思われる．

睡眠薬は OSAS を悪化させることがあり CPAP などの治療を十分に行ったうえでの慎重な投与が望まれる．

**Key words**　睡眠時無呼吸症候群(sleep apnea syndrome)，持続陽圧呼吸(continuous positive airway pressure；CPAP)，不眠(insomnia)，睡眠衛生(sleep hygiene)，睡眠薬(sleeping pills)

## OSAS と不眠

2003 年に山陽新幹線がオーバーランを起こし，運転士が閉塞性睡眠時無呼吸症候群(obstructive sleep apnea syndrome；OSAS)であったことが報じられ，OSAS という疾患に対する社会的関心が一気に高まった．また，国土交通省自動車交通局が，職業運転士に対して OSAS のスクリーニングを行うように警鐘を鳴らし，日中の眠気をきたす疾患として広く知られるようになった[1]．

OSAS は睡眠中に咽頭喉頭周囲の骨格筋が弛緩し，それにより気道が閉塞する．いびきや換気停止によって血中酸素分圧が低下し，それに続く覚醒および換気回復を頻繁に繰り返す．そのために，短時間の中途覚醒が増加し，睡眠の質が低下して日中の眠気が生じる．

OSAS は小下顎，下顎後退などの骨格的な問題や肥満，軟口蓋下垂，加齢による筋弛緩，呼吸中枢の機能低下などの多要素が重複して発症する．そのため OSAS の有病率は加齢とともに増加する．また，加齢により深睡眠の減少や中途覚醒の増加などの睡眠構造の変化が起こり，日中の活動量の低下や生活習慣の変化が起こる．瘙痒や疼痛，抑うつ，薬剤の副作用，高血圧などの不眠をきたす要因の増加により不眠症も増加し，OSAS と不眠を合併していることも少なくない．

SAS と不眠の有病率をみた研究では，SAS 患者における不眠症状の出現頻度は 39〜55％ と高値である．不眠のある高齢者では OSAS の頻度は無呼吸低呼吸指数(apnea hypopnea index；AHI)≧5 では 43〜67％，AHI≧15 でも約 3 割にのぼり不眠と OSAS の合併が少なくないことがわかる(表 1)．

不眠症は CPAP アドヒアランス低下につなが

---

\*　Mori Hiroyuki，〒830-0011　福岡県久留米市旭町 67　久留米大学医学部神経精神医学講座，助教

**表 1.** SAS と不眠

不眠患者の睡眠時無呼吸症候群有病率

| | | 対象者 | 年齢 | 性別(女性割合) | OSAS の頻度 | |
|---|---|---|---|---|---|---|
| 2006 年 | Gooneratneet, et al | 不眠を訴える地域在住の高齢者 100 人 | 71.9 歳 | 65.80% | AHI≧15 | 29% |
| 2005 年 | Guilleminaultet, et al | 慢性不眠が存在する閉経後女性 394 人 | 55〜70 歳 | 100% | AHI＞5 | 67% |
| 2005 年 | Lichstein, et al | 不眠の存在する高齢者 80 人 | 69.4 歳 | 60% | AHI＞5 | 43% |
| | | | | | AHI＞15 | 29% |

睡眠時無呼吸症候群患者における不眠症状の割合

| | | 対象者 | 年齢 | 性別(女性割合) | 不眠の頻度 |
|---|---|---|---|---|---|
| 2006 年 | Smith, et al | OSAS 患者 102 人 | 53.9 歳 | 69.50% | 39% |
| 2005 年 | Chung, et al | OSAS 患者 157 人 | 44.5 歳 | 93.00% | 42% |
| 2005 年 | Krell, et al | 睡眠呼吸障害患者 228 人 | 47.0 歳 | 60.40% | 55% |
| 2001 年 | Krakow, et al | 睡眠呼吸障害患者 231 人 | 51.0 歳 | 68.80% | 50% |

**表 2.** 不眠症の原因(5 つの P)

1. **生理学的原因(physiological)**
    ジェット時差
    交代勤務
    短期間の入院
    不適切な睡眠衛生

2. **心理学的原因(psychological)**
    精神的ストレス
    重篤な疾患による精神的ショック
    生活状況の大きな変化

3. **身体的原因(physical)**
    疼痛, 瘙痒, 頻尿, 呼吸困難などをもたらす身体的疾患
    熱性疾患
    血管障害
    消化器疾患
    喘息・慢性閉塞性肺疾患
    中枢神経疾患(パーキンソン病など)
    睡眠時無呼吸症候群
    レストレスレッグス症候群
    周期性四肢運動障害
    腫瘍
    心疾患
    内分泌・代謝疾患

4. **精神医学的原因(psychiatric)**
    アルコール依存症
    不安神経症
    恐慌性障害
    うつ病
    統合失調症

5. **薬理学的原因(pharmacological)**
    アルコール
    抗癌剤
    降圧薬
    $H_2$ブロッカー
    カフェイン
    中枢神経作用薬
    ステロイド剤
    気管支拡張薬(テオフィリン)
    甲状腺製剤
    抗パーキンソン病薬
    インターフェロン

るため不眠の治療もしっかり行っていくことが重要である.

## 不眠の原因

不眠の原因の分類には種々のものがあるが「不眠の 5 P」と呼ばれるものが有名である. これは不眠の原因をそれぞれ頭文字に P がつく, physiological(生理学的), psychological(心理学的), physical(身体的), psychiatric(精神医学的), pharmacological(薬理学的)の 5 つに分けたものである(表2)[2]. それらを念頭におき不眠の原因を明確にしたうえで治療を行う必要がある(図1).

## 不眠への対処

### 1. CPAP による不眠

CPAP 治療時のマスク装着感や風圧が入眠困難や中途覚醒の原因となることもある. また, 完全に眠っていなくても重力の影響や筋弛緩作用によ

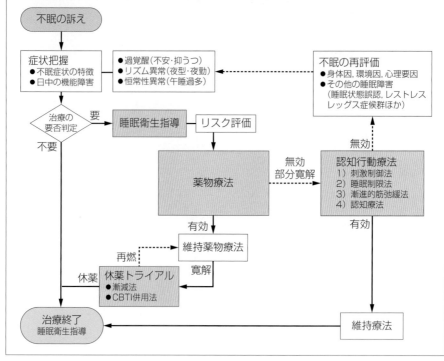

**図 1.** 不眠症の治療アルゴリズム
（文献 3 より一部改変）

り気道は狭小化することがあり，オート CPAP では気道の狭小化を検知し圧力を上昇させ，それが息苦しさにつながり不眠の原因となることもある．逆に気道閉塞によって覚醒してしまうときには開始圧やランプ圧を高めることも必要になってくる．可能ならば CPAP 装着下にて睡眠ポリグラフ検査（polysomnography；PSG）を行い，適正な圧設定だけでなくランプ時間やランプ圧の設定を見直すことが重要である．また，鼻閉が存在すると息苦しく感じ CPAP 使用率が悪化することが多い．鼻閉を自覚していない患者も多く，鼻中隔弯曲症やアレルギー性鼻炎などの鼻腔通気を悪化させる疾患が存在しないか確認も必要である．鼻内乾燥は鼻閉の原因として多く，CPAP 装置の加湿器を使用するだけも鼻腔通気が改善することも多いので加湿器の使用は行ったほうが良い．

マスクの装着感や開口による空気漏れで睡眠を阻害されている場合も多い．開口にはフルフェイスマスクやチンストラップを使用する．マスクの圧迫感が問題であるときはピロータイプのマスク使用を検討する．

## 2．睡眠衛生指導

良質な睡眠を確保するためには睡眠に関する適切な知識を持つ必要がある．表 3 に代表的な指導内容を挙げる[3]．

個人差はあるが加齢により必要睡眠時間は減少する．25 歳では 7 時間であった睡眠時間が 45 歳では 6.4 時間，65 歳では 6 時間に減少する（図 2)[4]．必要な睡眠時間を超えて眠ろうとすると寝つきが悪くなり中途覚醒が増える．そうすると「睡眠が足りていない」と感じさらに長く寝ようとし悪循環になっていることも多くある．例えば，起床時刻が 6 時でもあるにもかかわらず長く寝ようと 20 時頃には寝床に入り寝つきの悪さを訴える患者や，20 時頃から就寝し夜中の 2～3 時に目が覚め眠れないと訴える患者も多い．

OSAS が改善することにより中途覚醒が減少すると，患者は熟睡できるようになり，治療前より睡眠時間を必要としなくなることがある．そのような状態で OSAS 治療前と同程度の睡眠時間を取ろうとすると入眠が悪くなり熟眠感の低下をきたすことがある．患者の必要な睡眠時間を検討し不

**表 3.** 睡眠衛生のための指導内容

睡眠衛生指導とは良質な睡眠を確保するために，睡眠に関する適切な知識をもち，生活を改善するための指導法

| 指導項目 | 指導内容 |
|---|---|
| 定期的な運動 | なるべく定期的に運動しましょう．適度な有酸素運動をすれば寝つきやすくなり，睡眠が深くなるでしょう． |
| 寝室環境 | 快適な就床環境のもとでは，夜中の目覚めは減るでしょう．音対策のためにじゅうたんを敷く，ドアをきっちり閉める，遮光カーテンを用いるなどの対策も手助けとなります．寝室を快適な温度に保ちましょう．暑過ぎたり寒過ぎたりすれば，睡眠の妨げとなります． |
| 規則正しい食生活 | 規則正しい食生活をして，空腹のまま寝ないようにしましょう．空腹で寝ると睡眠は妨げられます．睡眠前に軽食（特に炭水化物）を取ると睡眠の助けになることがあります．脂っこいものや胃もたれする食べ物を就寝前に取るのは避けましょう． |
| 就寝前の水分 | 就寝前に水分を取り過ぎないようにしましょう．夜中のトイレ回数が減ります．脳梗塞や狭心症などの血液循環に問題のある方は主治医の指示に従ってください． |
| 就寝前のカフェイン | 就寝前の4時間前からはカフェインの入ったものは取らないようにしましょう．カフェインの入った飲料や食べ物（例：日本茶，コーヒー，紅茶，コーラ，チョコレートなど）を取ると，寝つきにくくなったり，夜中に目が覚めやすくなったり，睡眠が浅くなったります． |
| 就寝前の飲酒 | 眠るための飲酒は逆効果です．アルコールを飲むと一時的に寝つきが良くなりますが，徐々に効果は弱まり，夜中に目が覚めやすくなります．深い眠りも減ってしまいます． |
| 就寝前の喫煙 | 夜は喫煙を避けましょう．ニコチンには神経刺激作用があります． |
| 寝床での考え事 | 昼間の悩みを寝床に持っていかないようにしましょう．自分の問題に取り組んだり，翌日の行動について計画したりするのは，翌日にしましょう．心配した状態では，寝つくのが難しくなるし，寝ても浅い眠りになってしまいます． |

(文献3より)

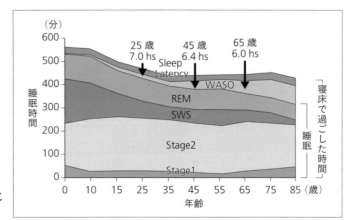

**図 2.**
健康人の夜間睡眠時間の加齢変化

必要に長く臥床しないなど睡眠衛生指導を行うことが重要である．若年時に比べて睡眠時間が短くなることに対する不安を感じる高齢者は少なくない．生理的に歳をとると睡眠時間が減り，中途覚醒が起こってくることは誰でも起こり得ることで決して異常でないことを説明することが大事である．

東京慈恵会医科大学精神医学講座が無料提供している「睡眠薬の正しい使い方」ビデオ[5]では加齢による睡眠時間の変化や，長く臥床することによる不眠も説明してあり，このビデオを利用することも有効な睡眠衛生指導の一つであると思われる．

**3．不眠症に対する認知行動療法（cognitive behavioral therapy for insomnia；CBT-I）**

CBT-Iとは認知療法，行動療法，リラクゼーション療法および睡眠衛生指導を組み合わせたパッケージ治療で，一般的に，週に1回，1回60分程度のセッションを6〜8回施行する．OSASに合併した不眠症に対して認知行動療法の有効性が示されている[6)7]．慢性不眠症患者では不眠体験を繰り返すことにより覚醒閾値が低下しており，CPAPに対して過敏となりアドヒアランスが低下していることも少なくない．そのような場合には認知行動療法にて睡眠制限法や刺激制御療法が有効である．

## 4．レストレスレッグス症候群，周期性四肢運動障害

レストレスレッグス症候群（むずむず脚症候群）（restless legs syndrome；RLS），周期性四肢運動障害（periodic limb movement disorder；PLMD）は睡眠運動障害に属する疾患である．RLSは主に夕方から夜間にかけて，多くは下肢に蟻走感といわれる異常知覚を生じる疾患であり，その異常知覚のため入眠困難をきたす．PLMDは睡眠中に下肢の周期的な不随意運動のため中途覚醒をきたす疾患でありRLSに高率で合併する．RLSの有病率は米国の疫学的調査によると高齢者では10～19％という高い有病率が報告されている．患者は「眠れない」と訴えてくるが，こちらから質問しないと蟻走感について語らないことも多く，意識して蟻走感について質問することや，眠れなくて下肢を動かしていないかなど家族からの情報も重要である．RLSによる入眠困難やPLMDによる中途覚醒がCPAPアドヒアランス低下につながっていることも少なくはない．実際にCPAPアドヒアランスが良好であった患者が貧血による二次性RLSを発症しCPAPアドヒアランスが低下し，RLSの治療によって再度CPAPを十分に使用できるようになったという報告も存在する[8]．

PLMDによる中途覚醒は脚のピクつきを自覚していないことも多く，夜間で布団をかぶっていることもあり家族がその存在に気づいていないことも多い．OSAS診断時のPSGでは，OSASによる覚醒反応によって周期性四肢運動が隠れてしまいPSG所見に出てこないことも多い．CPAPを装着してPSGを行うとPLMDの存在が明らかになることも少なくはない．適正な設定がされたCPAPを使用していても中途覚醒が多い場合はPLMDを疑いPSGにて確認することが重要である．

RLSの薬物治療には本邦では主にドパミンアゴニスト，クロナゼパム，ガバペンチンエナカルビルが使用されている．クロナゼパムはPLMDを合併したOSASに対してAHIが改善したという例もあるが，一般的には呼吸状態を悪化させる懸念があり慎重に用いるべきである．PLMDに対する治療薬は特異的なものはないがRLSの治療薬が使用されることが多い．

## 5．睡眠薬

CPAP設定を適正に行い，睡眠衛生指導や認知行動療法，他の睡眠障害を除外しても不眠が残存する場合は睡眠薬を使用することがある．睡眠薬の使用で問題になるのは上気道の筋緊張低下や換気応答低下による呼吸イベント増加や呼吸イベント時間の延長といったOSASの増悪が考えられる．

本邦で使用されている睡眠薬には，① ベンゾジアゼピン（benzodiazepine；以下，BZD）系睡眠薬，② 非BZD系睡眠薬（①②を合わせてBZD受容体作動性睡眠薬と表現することも多い），③ メラトニン受容体作動薬，④ オレキシン受容体拮抗薬の4種類がある（表4）．

以下に4種類の睡眠薬がOSASに及ぼす影響について述べる．

### ① BZD系睡眠薬，② 非BZD系睡眠薬

1960年代にBZD系睡眠薬が開発され，長年にわたり不眠症治療に使用されてきた．現在は，BZD系睡眠薬に加え，1980年代以降に開発されたゾルピデム，ゾピクロン，エスゾピクロンのような，BZD系の化学構造をもたない非BZD系睡眠薬が多く用いられている．

いずれも脳内のシナプスに存在するBZD受容体に作用し，脳の興奮を抑えるγ-アミノ酪酸（gamma-amino butyric acid；GABA）の働きを促すことにより，催眠・鎮静作用，不安・緊張の緩和作用，筋弛緩作用，抗けいれん作用をもたらす．このためBZD系睡眠薬，非BZD系睡眠薬をまとめてBZD受容体作動薬あるいはBZD受容体作動性睡眠薬と呼ぶ．

BZD受容体作動性睡眠薬は$\omega_1$受容体への作用による催眠作用と，$\omega_2$受容体への作用による抗不安作用および筋弛緩作用をもつ．このため$\omega_1$受容体への選択性が高い非BZD系睡眠薬は筋弛緩作用が少なく，脱力やふらつきが出やすい高齢者

表 4. 本邦で使用される主な睡眠薬

| 分類 | 一般名 | 作用時間 | 半減期(hr) | 用量(mg) |
|---|---|---|---|---|
| オレキシン受容体拮抗薬 | スボレキサント | | 12.5 | 15〜20 |
| | レンボレキサント | | 2.5 mg：50.6，10 mg：47.4 | 2.5〜10 |
| メラトニン受容体作動薬 | ラメルテオン | | 1 | 8 |
| 非ベンゾジアゼピン系 | ゾルピデム | 超短時間作用型 | 2 | 5〜10 |
| | ゾピクロン | | 4 | 7.5〜10 |
| | エスゾピクロン | | 5〜6 | 1〜3 |
| ベンゾジアゼピン系 | トリアゾラム | 短時間作用型 | 2〜4 | 0.125〜0.5 |
| | エチゾラム | | 6 | 1〜3 |
| | ブロチゾラム | | 7 | 0.25〜0.5 |
| | リルマザホン | | 10 | 1〜2 |
| | ロルメタゼパム | | 10 | 1〜2 |
| | フルニトラゼパム | 中間作用型 | 24 | 0.5〜2 |
| | エスタゾラム | | 24 | 1〜4 |
| | ニトラゼパム | | 28 | 5〜10 |
| | クアゼパム | 長時間作用型 | 36 | 15〜30 |
| | フルラゼパム | | 65 | 10〜30 |
| | ハロキサゾラム | | 85 | 5〜10 |

には第一選択薬となる.

### ③ メラトニン受容体作動薬

現在，本邦ではラメルテオン，メラトニン(メラトベル®)が発売されているがメラトニンに関しては適応が「小児期の神経発達症に伴う入眠困難の改善」となっており今回は割愛する.

メラトニンは松果体より分泌されるホルモンで体内時計に働きかけることで，覚醒と睡眠を切り替え，自然な眠りを誘う作用がある.朝，目覚めて光を浴びてから14〜16時間ぐらい経過すると体内時計からの指令が出て分泌が増加する.メラトニンの分泌が増加すると，その作用で深部体温が低下して，休息に適した状態に導かれ眠気を感じるようになる.ラメルテオンはこのメラトニン受容体に作用することで睡眠と覚醒のリズムを整えて「寝付きやすい状態」にする.筋弛緩作用が少なくOSAS患者に使用しやすい.CYP1A2が代謝に関与する主な代謝酵素でありフルボキサミンマレイン酸塩は併用禁忌である.CYP3A4も代謝に関与しておりクラリスロマイシンなどを使用しているときには血中濃度が上昇しやすく副作用の出現に注意が必要である.

### ④ オレキシン受容体拮抗薬

脳内で覚醒に関与するオレキシン受容体に対し，オレキシンと競合的に結合する拮抗薬であり，現在国内ではスボレキサント，レンボレキサントの2種類が発売されている.覚醒と睡眠リズムの調整を担うオレキシン神経伝達に作用し過度な覚醒状態を緩和することにより，覚醒中枢と睡眠中枢のバランスを整える非鎮静作用の睡眠薬である.筋弛緩作用が少なくOSAS患者に使用しやすい.スボレキサントはCYP3Aで代謝され，CYP3Aを阻害するクラリスロマイシンなどの併用は禁忌になっている.レンボレキサントもCYP3Aで代謝され，CYP3Aを阻害する薬剤とは併用が注意になっている.

### 睡眠薬がOSASに与える影響

12例の重症OSAS患者に対して行われたトリアゾラム0.25 mgとプラセボとのランダム化試験において，トリアゾラムはノンレム睡眠時に有意に低呼吸，無呼吸時間の延長や最低$SaO_2$の低下を示し，重症OSASに対するトリアゾラムの悪影響が示された[9].

26 例の軽症～中等症の OSAS 患者を対象にした，ラメルテオン 16 mg（本邦の倍の用量）とプラセボとのランダム化比較試験では，AHI や SaO₂ に悪影響を与えないことが示されており，ラメルテオンは OSAS に有意な悪影響を与えず睡眠を改善させることが示されている[10].

14 例の軽症～中等症の OSAS 患者に対して，ベンゾジアゼピン系睡眠薬のニトラゼパム 10 mg を用いたプラセボとのランダム化比較試験ではニトラゼパム服薬群が総睡眠時間の増加を示し，AHI や最低 SaO₂ の悪化は認めなかった[11].

軽症～中等症の OSAS 患者にスボレキサント 40 mg（本邦の用量の 2 倍にあたる）を投与しプラセボと比較した研究では AHI，SpO₂ ともに臨床的に有意な悪化は認めていない[12].

また，軽症の OSAS 患者を対象にレンボレキサント 10 mg を投与し比較した研究では AHI や SpO₂ 80％未満の時間についてプラセボと有意な差を認めなかった[13].

## 睡眠薬と CPAP アドヒアランス

CPAP 療法を行っている重症 OSAS 患者に対してプラセボとゾルピデム 10 mg のランダム化試験において CPAP の治療効果を減弱させないことが示されており，また睡眠薬の使用にてタイトレーション中の睡眠パラメータや CPAP アドヒアランスが改善したという報告も存在する．OSAS 患者 226 例に対してエスゾピクロン 3 mg を投与しプラセボと比較した試験ではエスゾピクロン服薬群が総睡眠時間や睡眠効率の増加，睡眠潜時と中途覚醒時間の減少を認め，かつ残遺 AHI も低下しており，CPAP アドヒアランスも改善したという報告[14]や，400 例の中等症～重症 OSAS 患者を対象とした後ろ向き研究では CPAP タイトレーション中にゾルピデムやエスゾピクロンを内服した群が総睡眠時間や睡眠効率の増加や睡眠潜時の短縮を認めることができ，残遺 AHI を有意に低下させ CPAP アドヒアランスを改善したという報告[15]も存在する．

160 例の重症の OSAS 患者を対象に行われた，エスゾピクロン 3 mg とプラセボとのランダム化比較研究ではエスゾピクロン内服群のほうが CPAP の使用率や 1 夜当たりの使用時間が有意に高いことが示されている[16].

OSAS に合併する不眠治療における睡眠薬は軽症～中等症の場合，いずれの睡眠薬も有効と考えられる．重症 OSAS 患者の不眠症の場合は睡眠薬の研究結果は少ないが，薬剤特性や将来睡眠薬を中止すること，転倒リスクを考えるとオレキシン受容体拮抗薬やメラトニン受容体作動薬が安全性に優れていると思われる．

睡眠薬は OSAS を悪化させることがあり CPAP などの治療を十分に行ったうえでの慎重な投与が望まれる．

## おわりに

OSAS に並存する不眠への治療と CPAP 使用時の睡眠薬の使用を述べた．

OSAS と不眠症は並存率が高く，不眠が OSAS 治療に悪影響を与えることも多い．不眠が並存している場合は不眠の治療をしっかりと行うことが重要である．

CPAP と睡眠薬の併用は CPAP アドヒアランス向上のために有効なことが考えられる．しかし，多くの試験が軽症～中等症の OSAS を対象にしたものであり，重症 OSAS に対しての睡眠薬使用は CPAP などの治療にて OSAS をコントロールしながら服薬を行うことが重要である．

## 文　献

1）「自動車運送事業者における睡眠時無呼吸症候群対策マニュアル～SAS 対策の必要性と活用～」について．http://www.mlit.go.jp/report/press/jidosha02_hh_000210.html
2）内村直尚：睡眠障害の診断と治療．久留米医学会誌，71：221-228, 2008.
3）三島和夫（睡眠薬の適正使用及び減量・中止のための診療ガイドラインに関する研究班）（編）：睡眠薬の適正使用・休薬ガイドライン．

じほう, 39, 2014.

4) Roffwarg HP, Muzio JN, Dement WC：Ontogenetic development of the human sleep-dream cycle. Science, **152**：604-619, 1966.
Summary 加齢により必要睡眠時間は減少する. 25 歳では 7 時間, 45 歳では 6.4 時間, 65 歳では 6 時間に減少する.

5) 東京慈恵医科大学精神医学講座 「睡眠薬の正しい使い方」ビデオ. https://jikei-psy.com/zzz/

6) Guilleminault C, Davis K, Huynh NT：Prospective randomized study of patients with insomnia and mild sleep disordered breathing. Sleep, **31**：1527-1533, 2008.

7) Krakow B, Melendrez D, Lee SA, et al：Refractory insomnia and sleepdisordered breathing：a pilot study. Sleep Breath, **8**：15-29, 2004.

8) Parish JM："I can't sleep at night"an unusual case of insomnia. J Clin Sleep Med, **1**：305-308, 2005.
Summary 貧血による二次性 RLS によって CPAP アドヒアランスが低下し, RLS の治療によって CPAP アドヒアランスが改善した.

9) Berry RB, Kouchi K, Bower J, et al：Triazolam in patients with obstructive sleep apnea. Am J Respir Crit Care Med, **151**：450-454, 1995.

10) Kryger M, Wang-Weigand S, Roth T：Safety of ramelteon in individuals with mild to moderate obstructive sleep apnea. Sleep Breath, **11**：159-164, 2007.

11) Höijer U, Hedner J, Ejnell H, et al：Nitrazepam in patients with sleep apnoea：a double-blind placebo-controlled study. Eur Respir J, **7**：2011-2015, 1994.

12) 西村晋一：オレキシン受容体拮抗薬「スボレキサント」の呼吸機能への影響—開発臨床試験の結果から—. 新薬と臨牀, **66**(1)：3-10, 2017.

13) Cheng JY：Respiratory safety of lemborexant in healthy adult and elderly subjects with mild obstructive sleep apnea：A randomized, double-blind, placebo-controlled, crossover study. J Sleep Res, **29**(4)：e13021, 2020.
Summary 軽症 SAS 患者に対してレンボレキサント 10 mg とプラセボを投与し, レンボレキサント群で AHI の増加を認めなかった.

14) Lettieri CJ, Quast TN, Eliasson AH, et al：Eszopiclone improves overnight polysomnography and continuous positive airway pressure titration：a prospective, randomized, placebo-controlled trial. Sleep, **31**：1310-1316, 2008.

15) Collen J, Lettieri C, Kelly W, et al：Clinical and polysomnographic predictors of short-term continuous positive airway pressure compliance. Chest, **135**：704-709, 2009.

16) Lettieri CJ, Shah AA, Holley AB, et al：Effects of a short course of eszopiclone on continuous positive airway pressure adherence：a randomized trial. Ann Intern Med, **151**：696-702, 2009.

MB ENT, 262：52-60, 2021

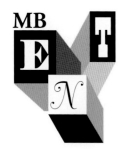

◆特集・ここが知りたい！CPAP 療法

# 心不全と CPAP・ASV のポイント

安間文彦*

**Abstract** 心不全に合併する睡眠呼吸障害(SDB)の主なタイプは，上気道の形態や機能の異常によって起こる閉塞性睡眠時無呼吸(OSA)，および心不全の病態がその発生や増悪に関与するチェーン・ストークス呼吸(CSB)を伴う中枢性睡眠時無呼吸(CSA)である．合併症としての SDB の治療は，ガイドラインに基づいた最適な心不全治療が前提となる．中等症以上の OSA は，持続気道陽圧呼吸(CPAP)によって，心機能改善を望めるものの，長期予後が改善するかは不明である．一方，CSB を伴う CSA を治療するべきか，治療するならどのようにするかは定まっていない．この病態に対する CPAP および順応性自動制御換気(ASV)による治療は，心臓関連死亡や再入院のリスクを減らせなかったが，生活の質は改善する可能性があるとされる．心不全では，心機能の変化や治療に伴って SDB の重症度やタイプが変化するため，慎重に経過を観察する．とくに，心機能の低下した患者に対する ASV の安全性に留意する必要がある．

**Key words** 順応性自動制御換気(adaptive servo-ventilation)，中枢性睡眠時無呼吸(central sleep apnea)，チェーン・ストークス呼吸(Cheyne-Stokes breathing)，慢性心不全(chronic heart failure)，持続気道陽圧呼吸(continuous positive airway pressure)，閉塞性睡眠時無呼吸(obstructive sleep apnea)

## はじめに

心不全は，心臓の機能が様々な原因で障害され全身の重要臓器に十分な血液を送れなくなった病態であり，本稿では，病状が長期間にわたって起こり次第に進行していく慢性うっ血性心不全を扱う．多くの患者は，生活の質を保ちつつ在宅などで療養し，心不全の薬物治療や合併症の治療を受けている．

心不全に合併する睡眠呼吸障害(sleep disordered breathing；SDB)の主なタイプには，閉塞性睡眠時無呼吸(obstructive sleep apnea；OSA)とチェーン・ストークス呼吸(Cheyne-Stokes breathing；CSB)を伴う中枢性睡眠時無呼吸(central sleep apnea；CSA)がある[1)2)]．なお，CSB は，臨床症状，心房粗動，心房細動，心不全または神経学的異常があり，睡眠ポリグラフ検査(polysomnography；PSG)で，睡眠の 1 時間あたり 5 回以上，40 秒以上の周期の換気量の漸増・漸減する呼吸パターンと 3 回連続の換気努力の停止(CSA)または低下(中枢性低呼吸)を認め，それらが全無呼吸低呼吸数の 50% を超える場合に診断される[3)]．

OSA は上気道の形態や機能の異常で起こり，心不全の病態(低心拍出量，肺うっ血，低酸素症，低炭酸ガス血症など)に悪影響をおよぼすため，持続気道陽圧呼吸(continuous positive airway pressure；CPAP)などで，積極的に治療するべきである．一方，CSB を伴う CSA は，逆に，心不全の病態がその発生や増悪に関与すると考えられているため，治療するべきかどうか意見が分かれる[1)2)]．臨床の現場では，CPAP や順応性自動制御換気(adaptive servo-ventilation；ASV)などに

＊ Yasuma Fumihiko，元国立病院機構 鈴鹿病院内科

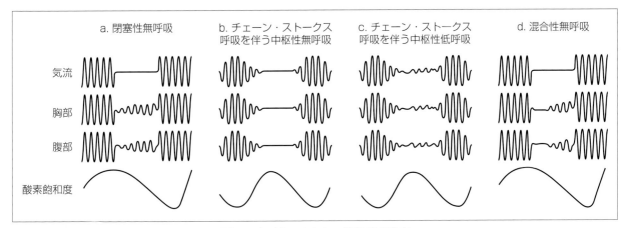

**図 1**. 心不全にみられる睡眠呼吸障害

縦軸の指標は，上段より気流，胸部および腹部運動，動脈血酸素飽和度
（文献 2，215 頁，図 15-1 より一部改変）

a. 閉塞性無呼吸

b. チェーン・ストークス呼吸を伴う中枢性無呼吸

c. チェーン・ストークス呼吸を伴う中枢性低呼吸

d. 混合性無呼吸

気流

胸部

腹部

酸素飽和度

よって CSB を伴う CSA が治療されているものの，標準治療が確立しているわけではない．

本総説では，心不全の SDB とその治療のポイント，特に CSB を伴う CSA に対する CPAP・ASV 治療について，主な臨床研究を紹介し，自験例を提示しながら解説する．

## 心不全の SDB 治療のポイント

心不全の SDB 治療は，ガイドラインに基づいた最適な心不全治療が前提となる[4]~[6]．留意すべきポイントを 3 つ挙げる．

第一は，多くの心不全患者では，SDB の臨床症状が明らかでないことである．心不全の OSA ではいびき，CSB を伴う CSA では無呼吸の目撃，疲労感が特徴的であるものの[7]，昼間の眠気は，SDB の有無にかかわらず乏しい[8]．さらに，心不全は全身臓器の機能障害を引き起こすため，臨床症状は多彩で不定愁訴も多く，特に高齢患者では，認知機能にも個人差が大きい[9]．これらから，一般の医療施設で，心不全の合併症として SDB が疑われて，簡易検査や PSG が行われることは，あまりないように思われる．

第二は，心不全では，PSG 上様々な SDB が出現して，時に診断が困難なことである．まず，OSA である（図 1-a）．次に，CSB を伴う CSA には，換気量の漸増・漸減する周期性呼吸パターン中の肺胞低換気が，CSA のみの場合（図 1-b），中枢性低呼吸のみの場合（図 1-c），さらに，混合性無呼吸（図 1-d）もある．

同一患者において，OSA と CSB を伴う CSA とが混在し，日によって[10][11]，一夜でも時間帯によって[12]，両者の比率が異なることが知られている．また，OSA の CPAP 治療中に CSA が出現する病態（いわゆる complex sleep apnea）が，心不全の OSA 患者の 2 割程度に認められるが[13]，その病態や意義には不明な点が多い．

第三は，すでに述べたように，CSB を伴う CSA を治療するべきか，治療するならどのようにするかが定まっていないことである[14]~[16]．特に，CSB を伴う CSA を効果的に抑制する ASV が[17]，現場の裁量によって使用されているようにみえる．

## OSA の CPAP 治療

1981 年に開発された CPAP は[18]，非侵襲的，シンプルな構造，通常の人工呼吸器より安価でありながら，上気道を開存させ，いびきや昼間の眠気などの臨床症状を再現性よく改善した．その後，吸気圧と呼気圧を別々に調節する BiPAP（biphasic positive airway pressure）[19]，サポート圧を自動調節するオート CPAP なども開発され，欧米先進国では 1990 年頃までに，CPAP は睡眠時無呼吸症候群（sleep apnea syndrome；SAS）に対する治療の黄金標準となった[20]．本邦ではやや遅れて，1994 年に PSG による検査，さらに 1998 年に PSG

上の無呼吸低呼吸指数(apea-hypopnea index；AHI)≧20のSASに対するCPAP治療に健康保険が適用された頃から，CPAPが普及した[2]．

1989年，心不全のSASに対する夜間睡眠中のCPAPによって，昼間覚醒時の心機能が改善することが，初めて報告された[21]．2003年，OSAを合併した心不全患者(左室駆出率(left ventricular ejection fraction；LVEF)≦45%)を対象としたランダム化試験により，CPAPによって心機能が改善することが報告された[22]．

現在では，心不全に合併する中等症以上のOSA(一般にAHI≧15)には，積極的にCPAPを行う．欧米と本邦の「心不全診療ガイドライン」では，OSAを伴うLVEFの低下した患者に対して，左室機能改善を目的としたCPAPが推奨されている[4)～6)]．ただし，OSAを合併した心不全患者に対するCPAPが，その長期予後を改善するかどうか明らかでない．

## CSBを伴うCSAのCPAP・ASV治療の臨床研究

### 1．背 景

換気量の漸増・漸減とCSA(または中枢性低呼吸)をくりかえす周期性呼吸は，1818年にCheyneにより記載され[23]，1854年にStokesにより紹介されたため，チェーン・ストークス呼吸(CSB)と名付けられた．1980年代，CSBを伴うCSAは心不全患者で高率にみられ，適正な薬物治療[24]，心臓弁膜症の心臓外科手術によって[25)26)]，改善することが報告された．

1990年代から「CSBを伴うCSAの陽圧呼吸治療によって，心不全患者の心機能，睡眠・生活の質，生命予後が改善する」という仮説が検証されてきた[27)28)]．陽圧呼吸として，通常圧CPAP(およそ10 cmH$_2$O)，一部では低圧CPAP(5～8 cmH$_2$O)[29]，BiPAP[30]，最近はASVが用いられるようになった[31]．

心不全に対するCPAPの効果は，胸腔内陽圧による心機能補助，肺気量増加による肺ダンピング効果の増強，低酸素血症と低炭酸ガス血症の改善，上気道抵抗の減少などがある[27]．CPAPは，周期性呼吸パターンを規則正しい呼吸パターンに矯正するものではないが，これらの効果が呼吸調節系を安定させ，その結果，CSBを伴うCSAは寛解(AHIは低下)する(**症例1**，図2)．

ASVは，直近の患者自身の呼吸状態を評価しつつ，その換気量の変化に応じて吸気時のサポート圧を負荷して，無呼吸・低呼吸時にバックアップ換気を行う陽圧呼吸治療である[17]．ASVは，換気量が漸増・漸減する周期性呼吸パターンを矯正する機能をもつため，換気量が一定の規則性呼吸が回復され，CSBを伴うCSAはほぼ消失(AHIは著明に低下)する[31]．

前述の仮説を検証した主なランダム化研究には，CANPAP試験[32)33)]，SAVIOR-C試験[34]，SERVE-HF試験[35]，CAT-HF試験[36]およびADVENT-HF試験がある[37]．以下に概要をまとめる．

### 2．CANPAP(Canadian CPAP)試験[32]

2005年のCANPAP試験では，AHI≧15のCSBを伴うCSAを合併した心機能障害のある心不全(LVEF<40%)を対象として，夜間CPAP(およそ10 cmH$_2$Oの通常圧)の長期予後に及ぼす効果が検証された．その結果，CPAPによって，AHIは低下したが，予後の改善は認められなかった．そればかりか，CPAP群(内科治療とCPAP治療)の死亡率と心移植率が，コントロール群(内科治療のみ)を早期かつ大幅に上回った．この予想外の結果により，CANPAP試験は，治験監査機関の勧告に従って，当初計画を達成しないまま中止された[28]．

2007年，CANPAP試験でCPAP開始3ヶ月後にPSGによる検査を受けた患者の事後解析が行われた[33]．内科治療とCPAPでCSBを伴うCSAが改善したCPAP反応群(AHI<15)，改善しなかったCPAP抵抗群(AHI≧15)とコントロール群(内科治療のみ)が比較されたのである．その結果，心機能および心移植なしの生存率は，コント

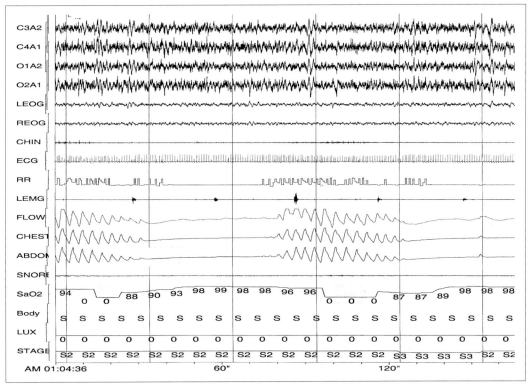

**図 2.** 特発性拡張型心筋症患者(**症例 1**)の睡眠ポリグラフ検査(67 歳，男性)

およそ 90 秒の周期性をもつ，チェーン・ストークス呼吸を伴う中枢性無呼吸(無呼吸低呼吸指数：AHI＝47.8)．提示例では，臨床症状，心機能をモニターしつつ，CPAP を低圧(5 cmH₂O)から開始したところ，アドヒアランス，臨床症状と心機能ともに良好であったため，その後も低圧のまま継続した．CPAP 治療 3 ヶ月後の AHI は 19.2 であった

縦軸の指標は，上段より，脳波(C3A2/C4A1/O1A2/O2A1)，左右眼球運動(LEOG/REOG)，頤筋電図(CHIN)，心電図(ECG)，呼吸数(RR)，前脛骨筋電図(LEMG)，鼻口の気流(FLOW)，胸郭運動(CHEST)，腹壁運動(ABDOMEN)，いびき(SNORE)，動脈血酸素飽和度(SaO₂)，体位(Body/Supine)，照度(LUX)，睡眠判定(STAGE)．記録時間は約 2 分半(縦ラインは 30 秒間隔)

ロール群と比べて，CPAP 反応群で有意に改善したが，CPAP 抵抗群では改善がみられなかった．この結果を受けて，約 3 ヶ月間の CPAP 後に AHI＜15 なら CPAP を継続，AHI≧15 なら他の治療に切り替えることが推奨された[28]．

### 3．SAVIOR-C(Study of ASV in Patients with Chronic Heart Failure)試験[34]

CANPAP 試験では，CSB そのものを矯正した場合，これら心不全患者の心機能や予後がどのような影響を受けるか不明であった．そのため，この周期性呼吸パターンをほぼ消失させる ASV の効果が期待されるところとなった[38]．

2015 年，本邦で行われた SAVIOR-C 試験は，合併する SDB の重症度やタイプを問わず，心機能障害のある心不全(LVEF＜40％)を対象とし

て，ASV が予後や心機能を改善するかを検証したランダム化研究であった．その結果，24 週間の ASV によって，予後の改善，心機能の改善(LVEF 上昇，脳性ナトリウム利尿ペプチド低下)のいずれも認められなかった．ただし，臨床症状の複合指標(clinical composite response)は改善した．

### 4．SERVE-HF(Servo-Ventilation in Heart Failure)試験[35]

2015 年の SERVE-HF 試験は，AHI≧15(中枢性 SA＞50％，中枢性 AHI≧10)の CSB を伴う CSA を合併した心機能障害のある心不全(LVEF≦45％)を対象として，ASV が長期予後を改善するかを検証したランダム化研究であった．その結果，ASV は CSB を伴う CSA を十分に抑制した

が，死亡，致死的心事象，心不全悪化による予定外入院，生活の質や臨床症状について，ASVの有効性は認められなかった．そればかりか，ASV治療群（内科治療とASV治療）の心血管系死亡率と全死因死亡率が，コントロール群（内科治療のみ）を上回った．

この予想外の結果により，心不全に対するASVの安全性が懸念されることになった．2016年の欧州[4]，2017年の米国の循環器系諸学会の「心不全診療ガイドライン」では[5]，「CSBを伴うCSAのみられる慢性心不全（LVEF＜45%）にはASVを推奨しない」とされた．本邦では，SAVIOR-C試験の結果を踏まえて[34]，「慢性心不全に対するASVは禁忌ではないが，慎重を期する」とされた[6]．

### 5．CAT-HF（Cardiovascular Improvements with MV ASV Therapy in Heart Failure）試験[36]

2017年のCAT-HF試験は，AHI≧15のSDBを合併した急性非代償性心不全の入院患者を対象として，ASVが心血管系の予後を改善するかを検証するランダム化研究であった．しかし，SERVE-HF試験の結果を受けて，当初計画を達成しないまま中止された．このようなCAT-HF試験では，6ヶ月間のASVはSDBを十分に抑制したが，心血管疾患の予後（死亡と予定外入院），運動機能に改善は認められなかった．ただし，心機能が良好に保たれたサブグループ（LVEF≧45%）の解析では，ASVによってこれらに改善が認められた．

### 6．ADVENT-HF（ASV in Heart Failure）試験

ADVENT-HF試験は，心機能障害のある心不全において，CSBを伴うCSAのみならずOSAも対象として，ASVが長期予後を改善するかを検証するために計画されたランダム化研究である[37]．結果は近く公表されるものと思われるが，今後のCSBを伴うCSAに対するASV治療の方法論や「心不全診療ガイドライン」に影響を及ぼ

すだろう．

### 7．まとめ

最近の四半世紀に「CSBを伴うCSAの陽圧呼吸治療によって，心不全患者の心機能，睡眠・生活の質，生命予後が改善する」という仮説が検証され，少なくともその一部は適正でないことが明らかになったものと考えられる[39]．

2019年，16個（2,125例）の臨床研究を調査したメタ解析が報告された[40]．それによれば，「CPAP・ASVなどの陽圧呼吸治療が全死因死亡率に及ぼす効果は不明であり，心臓関連死や再入院のリスクを減らせなかったが，生活の質の指標が改善する可能性があり，患者の予後に悪影響を及ぼすとはいえない」とされた．

### CSBを伴うCSAを治療するべきか？

CSBを伴うCSAの生理学的意義に基づいて，これを治療するべきか考察する．

1996年，Hanlyらは，CSBを伴うCSAが認められる心不全患者の死亡率は，認められない患者より高いことを報告し[41]，1999年にLafranchiら[42]，2000年にSinら[43]は，この周期性呼吸パターンが心臓死や心移植の独立した危険因子であることを示した．その後，CSBを伴うCSAは，「心不全の重症度の指標にすぎないか？」あるいは「心不全患者の心機能，睡眠・生活の質，生命予後に悪影響を及ぼすか？」が議論された[1)14]．

2012年，Naughtonは「CSBを伴うCSAは心不全を代償する」という生理学的意義にふみ込んだ仮説を提唱した[15]．文献考察から，CSBのHyperpneaに，呼気終末肺容積の増加，過剰な交感神経活動の緩和，肺胞低換気によるアシドーシスの防止，心拍出量の増加作用があり，そのHypopnea/apneaに，肺気腫における内因性の呼気終末陽圧に類似した肺胞の虚脱防止作用があることを挙げた．さらに，呼吸筋がHyperpnea相に活動し，Hypopnea/apnea相に休息する周期性呼吸が，規則正しい呼吸より，酸素化には有利とすることを挙げた．

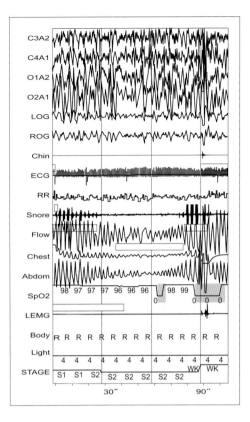

図 3.
拡張型心筋症を合併したベッカー型筋ジストロフィー症患者(**症例2**)の睡眠ポリグラフ検査(57歳, 男性)[50]
およそ100秒の周期性をもつ, チェーン・ストークス呼吸を伴う中枢性低呼吸(AHI＝10.7/無呼吸指数：AI＝7.3). まず ASV を試みたところ, 提示例は不快感(呼吸困難, 息苦しさ)を訴えたため, CPAP に切り替えた. 8 cmH$_2$O の CPAP によって, チェーン・ストークス呼吸は十分には消失しなかったが(AHI＝9.8/AI＝2.7), アドヒアランス, 臨床症状は良好に推移した. 3ヶ月後, 再び ASV を試みたところ, チェーン・ストークス呼吸はほぼ消失したものの(AHI＝3.4/AI＝0.2), 不快感により ASV を使用できなくなった. ASV のアクセプタンス不良の原因は装着時の不快感であったが, その原因は不明であった. 縦軸は図1とほぼ同じ. 記録時間は約2分(縦ラインは30秒間隔)

2013年, 筆者らは, CSB にみられる心拍のゆらぎ(entrainment)に着目し, Naughton の仮説に賛同した[44)45]. つまり, entrainment(心拍が過呼吸相に速くなり, 無呼吸・低呼吸相に遅くなる心拍のゆらぎ)は, 呼吸性洞性不整脈(心拍が吸気に速くなり, 呼気に遅くなる心拍のゆらぎ)と同様[46)47], 呼吸と循環の同調によって, 両者の総仕事量を減らす可能性があるため, とりわけ心不全では重要な生理学的意義をもつものと考えた[48].

すでに述べたように, SAVIOR-C 試験と CAT-HF 試験では, ASV によって, 心不全患者の心機能と予後は改善しなかった[34)36]. SERVE-HF 試験では, プロトコール逸脱など方法論に問題点が指摘されているものの[16)49], ASV によって, 心血管系死亡率と全死因死亡率が増加した[35].

これらのランダム化研究の結果は, 「CSB を伴う CSA は心不全を代償する」という仮説が適正であることを示すかも知れない. ASV が心拍出量低下や過換気を助長したからかも知れない. また, ASV の使用時間(SERVE-HF 試験で平均3時間余, CAT-HF 試験で平均2.7時間)が, SAS 患者の CPAP 使用時間(4時間以上が望ましい)と比べると十分でなかったからかも知れない.

SAVIOR-C 試験では, ASV による臨床症状の改善も報告されているが[34], ASV の治療効果を得るためには, アドヒアランスを保つことが重要である. しかし, 装着時の不快感による ASV のアクセプタンス不良の報告もある[50](**症例2**, 図3).

CSB を伴う CSA とそれに伴う心拍のゆらぎ(entrainment)の生理学的意義は今のところ不明で「心不全を代償するため, 治療するべきでないか？」, 逆に「心不全を増悪させるため, 治療するべきか？」について論争されている[16]. 今後も, 心不全の CSB を伴う CSA に対する CPAP・ASV や他の呼吸治療について, 様々な臨床研究が模索されるだろう[51)52].

## おわりに

心不全には, OSA と CSB を伴う CSA などの異なるタイプの SDB が高率に合併する. また, 心機能の変化や治療に伴って, SDB の重症度やタイプが変化するため, 何らかの SDB を有する心不全患者は, 慎重に経過を観察する.

心不全の SDB 治療は, ガイドラインに基づい

た最適な心不全治療が前提となる．心不全の OSA（一般に AHI≧15）は，上気道の形態と機能の異常により発生するため，積極的な CPAP 治療によって心機能の改善を期待できる．一方，CSB を伴う CSA の生理学的意義は不明であり，それを治療するべきか，治療するならどのようにするかは定まっていない．

臨床の現場では，CSB を伴う CSA に対して CPAP・ASV 治療が行われているが，使用状況，臨床症状，心機能をモニターしながら，必要なら簡易検査や PSG を行い，その設定や機種を調整するべきであろう．心機能の低下した患者（LVEF＜45％）に対する ASV の安全性に留意する．

## 参考文献

1) Bradley TD, Floras JS：Sleep apnea and heart failure（Part Ⅰ：obstructive sleep apnea/Part Ⅱ：central sleep apnea）. Circulation, **107**：1671-1678/1822-1826, 2003.
   Summary 1990 年代から心不全の睡眠呼吸障害に関する臨床研究を牽引してきた呼吸器内科医と循環器内科医による総説．
2) 安間文彦：検査と治療について，睡眠時無呼吸症候群，循環器疾患の呼吸異常：55-108, 214-261, 脳・神経・筋・循環器疾患の呼吸異常．医薬ジャーナル社，2010.
   Summary 睡眠時無呼吸症候群や心不全の疾患概念，呼吸異常の病態，その診断と治療に関するモノグラフ．
3) 陳　和夫：睡眠呼吸障害の分類．呼吸器ジャーナル, **67**：372-377, 2019.
4) Ponikowski P, Voors AA, Anker SD, et al：2016 ESC guidelines for the diagnosis and treatment of acute and chronic heart failure. Eur J Heart Fail, **18**：891-975, 2016.
5) Yancy CW, Jessup M, Bozkurt B, et al：2017 ACC/AHA/HFSA focused update of the 2013 ACCF/AHA guideline for the management of heart failure. J Am Coll Cardiol, **70**：776-803, 2017.
6) 日本循環器学会/日本心不全学会：急性・慢性心不全診療ガイドライン（2017 年改訂版），2018.
7) Bitter T, Westerheide N, Hossain SM, et al：Symptoms of sleep apnoea in chronic heart fai-lure-results from a prospective cohort study in 1,500 patients. Sleep Breath, **16**：781-791, 2012.
8) Arzt M, Young T, Finn L, et al：Sleepiness and sleep in patients with both systolic heart fail-ure and obstructive sleep apnea. Arch Intern Med, **166**：1716-1722, 2006.
9) Miller LA, Spitznagel MB, Alosco ML, et al：Cognitive profiles in heart failure：a cluster analytic approach. J Clin Experiment Neuro-psychol, **34**：509-520, 2012.
10) Tkakova R, Wang H, Bradley TD：Night-to-night alterations in sleep apnea type in patie-nts with heart failure. J Sleep Res, **15**：321-328, 2006.
11) Maestri R, La Rovere MT, Robbi E, et al：Night-to-night repeatability of measurements of nocturnal breathing disorders in clinically stable heart failure patients. Sleep Breath, **15**：673-678, 2011.
12) Tkakova R, Niroumand M, Lorenzi-Filho G, et al：Overnight shift from obstructive to central sleep apneas in patients with heart failure-Role of $PCO_2$ and circulatory delay. Circula-tion, **103**：238-243, 2001.
13) Bitter T, Westerheide N, Hossain SM, et al：Complex sleep apnoea in congestive heart fail-ure. Thorax, **66**：402-407, 2011.
14) Kourouklis SP, Filippatos G：Central sleep apnea treatment in heart failure：are we count-ing chickens before they are hatched? Expert Rev Cardiovasc Therapy, **10**：275-278, 2012.
15) Naughton MT：Cheyne-Stokes respiration-friend or foe? Thorax, **67**：357-360, 2012.
16) Naughton MT, Javaheri S, Brown LK, et al：PRO/CON：Persistent central sleep apnea/Hunter-Cheyne-Stokes breathing, despite best guideline-based therapy of heart failure with reduced ejection fraction, is a compensatory mechanism and should not be suppressed/is not a compensatory mechanism and should be sup-pressed：J Clin Sleep Med, **14**：909-921, 2018.
   Summary 心不全におけるチェーン・ストークス呼吸を伴う中枢性無呼吸の生理学的意義とそれを治療するべきかどうかの論争．
17) Teschler H, Döhring J, Wang YM, et al：Adap-tive pressure support servo-ventilation：a

novel treatment for Cheyne-Stokes respiration in heart failure. Am J Respir Crit Care Med, **164**：614-619, 2001.

18）Sullivan CE, Issa FG, Berthon-Jones M, et al：Reversal of obstructive sleep apnoea by continuous positive airway pressure applied through the nares. Lancet, **1**：862-865, 1981.

19）Sanders MH, Kern N：Obstructive sleep apnea treated by independently adjusted inspiratory and expiratory positive airway pressures via nasal mask-Physiologic and clinical implications. Chest, **98**：317-324, 1990.

20）American Thoracic Society, Medical Section of the American Lung Association：Indications and standards for use of nasal continuous positive airway pressure(CPAP) in sleep apnea syndromes. Am J Respir Crit Care Med, **150**：1738-1745, 1994.

21）Takasaki Y, Orr J, Popkin J, et al：Effect of continuous positive airway pressure on sleep apnea in congestive heart failure. Am Rev Respir Dis, **140**：1578-1584, 1989.

22）Kaneko Y, Floras JS, Usui K, et al：Cardiovascular effects of continuous positive airway pressure in patients with heart failure and obstructive sleep apnea. N Engl J Med, **348**：1233-1241, 2003.

23）Cheyne J：A case of apoplexy in which the fleshy part of the heart was converted into fat. Dublin Hospital Reports, **2**：216-222, 1818.

24）Dark DS, Pingelton SK, Kerby GR, et al：Breathing pattern abnormalities and arterial oxygen desaturation during sleep in the congestive heart failure syndrome, Improvement following medical therapy. Chest, **91**：833-836, 1987.

25）Yasuma F, Nomura H, Hayashi H, et al：Breathing abnormalities during sleep in patients with chronic heart failure. Jpn Circ J, **53**：1506-1510, 1989.

26）Yasuma F, Hayashi H, Noda S, et al：A case of mitral regurgitation whose nocturnal periodic breathing was improved after mitral valve replacement. Jpn Heart J, **36**：267-272, 1995.

27）安間文彦：うっ血性心不全のチェーン・ストークス呼吸—持続陽圧呼吸(CPAP)による治療. 呼吸と循環, **48**：693-700, 2000.

28）マシュー・ノートン，安間文彦，室原豊明：心不全における中枢型睡眠時無呼吸に対する陽圧呼吸治療. 呼吸と循環, **58**：317-323, 2010.

29）Yasuma F：Cheyne-Stokes respiration in congestive heart failure：continuous positive airway pressure of 5-8 cm $H_2O$ for 1 year in five cases. Respiration, **72**：198-201, 2005.

30）Noda A, Izawa H, Asano H, et al：Beneficial effect of bilevel positive airway pressure on left ventricular function in ambulatory patients with idiopathic dilated cardiomyopathy and central sleep apnea-hypopnea：a preliminary study. Chest, **131**：1694-1701, 2007.

31）Kasai T, Narui T, Dohi T, et al：First experience of using new adaptive servo-ventilation device for Cheyne-Stokes respiration with central apnea among Japanese patients with congestive heart failure：report of 4 clinical cases. Circ J, **70**：1148-1154, 2006.

32）Bradley TD, Logan AG, Kimoff RJ, et al：Continuous positive airway pressure for central sleep apnea and heart failure. N Engl J Med, **353**：2025-2033, 2005.
　Summary　チェーン・ストークス呼吸を伴う中枢性睡眠時無呼吸の CPAP 治療によって心不全の生命予後が改善するという仮説を検証した最初のランダム化試験. 予後改善は認められなかったばかりか, 死亡率と心移植率は悪化した. 文献 33）で事後解析が行われた.

33）Arzt M, Floras JS, Logan AG, et al：Suppression of central sleep apnea by continuous positive airway pressure and transplant-free survival in heart failure：a post hoc analysis of the Canadian Continuous Positive Airway Pressure for Patients with Central Sleep Apnea and Heart Failure Trial(CANPAP). Circulation, **115**：3173-3180, 2007.

34）Momomura S, Seino Y, Kihara Y, et al：Adaptive servo-ventilation therapy for patients with chronic heart failure in a confirmatory, multicenter, randomized, controlled study. Circ J, **79**：981-990, 2015.

35）Cowie MR, Woehrle H, Wegscheider K, et al：Adaptive servo-ventilation for central sleep apnea in systolic heart failure. N Engl J Med, **373**：1095-1105, 2015.
　Summary　ASV によって, 心機能障害のある

心不全患者のチェーン・ストークス呼吸を伴う中枢性睡眠時無呼吸が十分に抑制されたが，予後改善は認められなかったばかりか，死亡率は悪化した．

36) O'Connor CM, Whellan DJ, Fiuzat MF, et al：Cardiovascular outcomes with minute ventilation-targeted adaptive servo-ventilation therapy in heart failure：the CAT-HF trial. JACC, **69**：1577-1587, 2017.

37) Lyons OD, Floras JS, Logan AG, et al：Design of the effect of adaptive servo-ventilation on survival and cardiovascular hospital admissions in patients with chronic heart failure and sleep apneas：the ADVENT-HF trial. Eur J Heart Fail, **19**：579-587, 2017.

38) Oldenburg O：Cheyne-Stokes respiration in chronic heart failure-treatment with adaptive servo-ventilation. Circ J, **76**：2305-2317, 2012.

39) 安間文彦：睡眠医学の 90 年（1930-2020）（Part Ⅰ：睡眠医学の黎明と展開/Part Ⅱ：睡眠医学の進歩と覚醒/Part Ⅲ：睡眠医学の進歩と覚醒—SAS は呼吸のゆらぎだろうか？）．呼吸器ジャーナル, **68**：288-296, 458-466, 636-644, 2020. Summary 1930 年頃，脳波の発明，ホメオスタシス（生体の恒常性）と覚醒/睡眠中枢の提唱に始まった睡眠医学について，2020 年までの 90 年間の研究と臨床のあゆみを解説した．

40) Yamamoto S, Yamaga T, Nishie K, et al：Positive airway pressure therapy for the treatment of central sleep apnoea with heart failure. Cochrane Data Syst Rev, **12**（12），2019, Issue 12, CD012803.

41) Hanly P, Zuberi-Khokhar NS：Increased mortality associated with Cheyne-Stokes respiration in patients with congestive heart failure. Am J Respir Crit Care Med, **153**：272-276, 1996.

42) Lafranchi PA, Braghiroli A, Bosimini E, et al：Prognostic value of nocturnal Cheyne-Stokes respiration. Circulation, **99**：1435-1440, 1999.

43) Sin DD, Logan AG, Fitzgerald FS, et al：Effects of continuous positive airway pressure on cardiovascular outcomes in heart failure patients with and without Cheyne-Stokes respiration. Circulation, **102**：61-66, 2000.

44) Yasuma F：Is Cheyne-Stokes respiration friend or foe of heart failure? Thorax, **68**：106-107, 2013.

45) 安間文彦，早野順一郎，棚橋　保ほか：心不全のチェーン・ストークス呼吸にみられる心拍の呼吸性変動（Entrainment）と呼吸性洞性不整脈が類似することの生理学的意義．呼吸と循環, **61**：944-950, 2013.

46) Yasuma F, Hayano J：Respiratory sinus arrhythmia- why does the heart beat synchronize with respiratory rhythm? Chest, **125**：683-690, 2004.

47) Ben-Tal A, Shamailov SS, Paton JFR：Evaluating the physiological significance of respiratory sinus arrhythmia：looking beyond ventilation-perfusion efficiency. J Physiol, **590**（8）：1989-2008, 2012.

48) Yasuma F, Hayano J：Respiratory sinus arrhythmia and entraining heartbeats with Cheyne-Stokes respiration：cardiopulmonary works to be minimal by synchronizing heartbeats with breathing. In：Iwase S, Hayano J, Orimo S, eds：129-146, Clinical Assessment of the Autonomic Nervous System. Springer Japan, Tokyo, 2017.

49) 富田康弘，成井浩司：睡眠呼吸障害治療に対する最近の大規模研究とメタ解析．呼吸器ジャーナル, **67**：502-511, 2019.

50) 安間文彦：筋疾患の循環異常．室原豊明，安間文彦（編）：219-242, 神経疾患の循環異常．医薬ジャーナル社, 2012.

51) Drager LF, McEvoy RD, Barbe F, et al：Sleep apnea and cardiovascular disease：Lessons from recent trials and need for team science. Circulation, **136**：1840-1850, 2017.

52) Javaheri S, Martinez-Garcia MA, Campos-Rodriguez F：CPAP treatment and cardiovascular prevention. We need to change the design and implementation of our trials. Chest, **156**：431-437, 2019.

MB ENT, 262 : 61-67, 2021

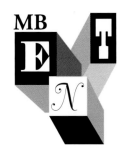

◆特集・ここが知りたい！CPAP療法

# 耳鼻咽喉科診療所における CPAP療法の位置づけ

菊池 淳*

**Abstract** 閉塞性睡眠時呼吸障害(OSA)に対するCPAP治療の現状と問題点について，耳鼻咽喉科開業医の立場から述べる．OSAの原因には器質的要因と機能的要因があり，それぞれに応じた適切な治療が求められる．たとえば，外科治療でOSAが一時的に改善しても，加齢や肥満とともにOSA症状が再燃する場合がある．CPAPはどの状況でも効果が期待でき，OSA治療のセーフティネット的な役割を果たしている．現状のOSA診療では，CPAPの使用精度をより上げることを考えるべきである．耳鼻咽喉科医は形態診断が得意で，特に開業医では，OSA例を生涯にわたり経過観察できるという特性がある．この特性を生かして，より積極的にOSA診療に取り組むべきである．

**Key words** 閉塞性睡眠時無呼吸障害(obstructive sleep apnea disorders；OSA)，耳鼻咽喉科診療所(ENT outpatient clinic)，経鼻持続陽圧呼吸療法(continuous positive airway pressure；CPAP)

## はじめに

閉塞性睡眠時無呼吸障害(obstructive sleep apnea disorders；OSA)の治療の中心は，経鼻持続陽圧呼吸療法(continuous positive airway pressure；CPAP)，口腔内装置，外科手術(鼻・副鼻腔炎，咽頭，顎顔面)である．肥満例であれば，これに減量を組み合わせるが，高度肥満例では減量外科も治療の新たな選択肢になっている．近年では，舌下神経刺激装置といった新しい機器の開発も進んでいる．

OSAに対する新たな治療法も期待されるが，現状でOSA治療の中心は，本号で特集されているCPAPである．

これまでに筆者は，本誌や他誌にCPAPの導入や治療にあたっての注意点を述べてきている[1)2)]．筆者の考えるCPAP治療の要旨は，これらを参考にしていただきたいが，本稿では，耳鼻咽喉科開業医の立場から，CPAP治療の現状と問題点をこ

れまでとは違った視点から述べる．いつものことながら，他稿に比べエビデンスに乏しい内容になることは，前もってご容赦いただきたい．

### OSAに対するCPAP療法の位置づけ

#### 1．OSAの原因と治療の問題

OSAの原因として，器質的な要因と機能的な要因を考慮する必要があり，実際にはこのいくつかが重なりあって発症する．

器質的な要因としては，肥満，形態異常(鼻腔，咽頭，顎顔面)，睡眠時の体位などが挙げられる．機能的な要因としては，加齢，性差，薬物やアルコール摂取が挙げられる．近年では，OSAにも疾患多様性が存在すると考えられ，呼吸器調節系や覚醒閾値の問題[3)4)]も注目されている．

OSAの治療は，当初は減量，気管切開や咽頭手術しかなかったが，CPAP，口腔内装置，舌下神経刺激装置[5)]，体位変換装置など選択肢が増えている．

* Kikuchi Atsushi, 〒796-8002 愛媛県八幡浜市広瀬1-7-12　耳鼻咽喉科　菊池医院，院長

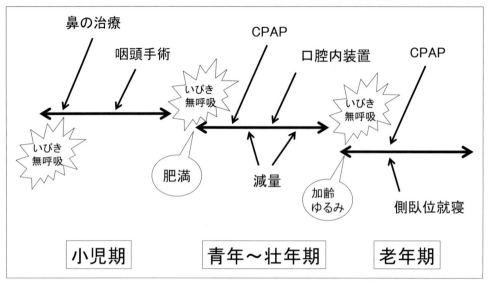

図 1. OSA の一生

したがって，現代の OSA 治療は，症例の各々の原因を考慮し，個別の治療戦略を考えることが重要であり，それがある程度は可能な時代になったとも言える.

治療の導入にあたっては，担当する医師の診断と，患者の希望をすり合わせる作業が必要である．これが上手くいかないと，どんな治療を選んでも効果は期待できない．OSA 診療において，治療を選択していく過程の実際は，既に筆者の拙文[6]に述べているのでここでは繰り返さないが，上述の器質的要因と機能的要因を考慮する必要があることは改めて強調しておきたい.

### 2．OSA の生涯にわたる経過

ここで，OSA の生涯にわたる経過の一例を挙げる．まず小児期は，アレルギーなどで鼻閉があるだけで OSA を生じることがあり，この治療だけで改善する場合がある．肥満がない例で，口蓋扁桃肥大やアデノイドが OSA の原因であれば，咽頭手術で改善する可能性が高い．これらの治療により OSA が改善したとしても，この例が青年〜壮年期になって肥満が加われば，これにより無呼吸が生じる可能性がある．また，アレルギーによる鼻閉の悪化時にも，軽度の無呼吸が生じる可能性がある．肥満があれば減量を勧め，適宜アレルギーの治療や，場合によっては口腔内装置，CPAP の導入を検討する．減量に成功し，いったん OSA が改善しても，老年期になると，加齢に伴って舌根が落ち込むことで再び無呼吸が生じてくることがある．こうなると口腔内装置や減量では対応が困難となり，重症例では CPAP 導入を検討するが，軽症で体位依存性 OSA であれば，側臥位就寝により改善することがあり，寝具の工夫で対処できる場合もある.

これらの経過と治療をまとめると，図1のようになる．担当医が交代することが必須の大学病院や市中病院に勤務している時代には思い至らないが，実際の OSA 診療では，このような長期間の治療戦略が必要である．治療する側は，患者のその時々の状態により治療を選択する必要がある.

### 3．保存的治療と根治的治療

OSA に関する解説書には，CPAP や口腔内装置は保存的治療に分類され，咽頭手術は根治的治療と記載されていることがある．咽頭手術は OSA に対して一時的には根治的な治療になりうるが，肥満や加齢に伴う咽頭の「ゆるみ」[7]により OSA が再燃することがある．手術の効果は永遠に続くわけではないことは認識しておく必要がある．これは顎顔面手術でも同様である.

口腔内装置にしても，「ゆるみ」によって舌根が落ち込むようになった例や，無歯顎になれば治療は困難である．手術と同様に，効果の期待できる期間は一定の年代に限られる.

一方，CPAP はどの年代でも導入が可能であり，比較的治療の導入が容易である．対象が純粋な OSA で，医師の経過観察が適切であれば，治療効果は対象のほぼ全例で期待できる．そのため，CPAP は OSA 治療の「ゴールドスタンダード」と記載している成書もあるが，筆者は，CPAP は OSA 診療の「セーフティネット」と呼ぶべき存在ではないかと考えている．

OSA は学際的な診療になるため，本邦での OSA 診療は，耳鼻咽喉科，呼吸器科，循環器科，内科，精神科，歯科といった多種多様な診療科が行っている．いわゆる「睡眠センター」と称する機関でも，実態は内科だけで行っている例もあり，本当の意味での集学的治療が行える施設は限られる．したがって，医療者側の知識と経験により，治療方針は大きく変わる可能性がある．無呼吸低呼吸指数(apnea hyponex index；AHI)の結果だけで，機械的に CPAP 導入をしておけば良いという時代ではない．

以前から筆者は，形態診断に基づく OSA の治療選択[8]を提唱してきた．この形態診断が確実で，さらに上述のように，小児期から老年期まで長期間の経過観察が可能であるのは，耳鼻咽喉科医の特性ではないかと思っている．

### 4．OSA 診療と眼科診療のたとえ

OSA の治療に対する様々な問題は，「視力」の問題に関する様々な対応でたとえるとわかりやすい．患者に説明する時に，筆者もよくたとえることがある．

まず，近眼に対しては眼鏡を処方されるが，中にはレーシック手術を希望する例もあるであろうし，コンタクトレンズを希望する例もある．コンタクトにもハードやソフトがあり，その中でも繰り返し使用できるタイプもあれば使い捨てのタイプもある．患者の希望に沿って，医師は治療を選択する．やがて加齢に伴い老眼が始まり，眼鏡を使用している例でも，レーシック手術を受けた例でも，老眼鏡を使う必要が出てくる．老眼鏡の場合は，病院で処方されるのではなく，患者自身が購入することも多くなる．上記の「眼鏡」を CPAP，「レーシック手術」を咽頭手術，「コンタクトレンズ」を口腔内装置，自身で購入する「老眼鏡」は寝具にたとえると理解しやすい．

近眼に対しては，小児期に様々な予防対策が提唱されているが，OSA の領域でも予防的な対応が提唱されてきている．

視力の問題と OSA の問題でもっとも大きな違いは，視力は事実上「眼科」だけで対応するが，OSA は様々な診療科がかかわることである．したがって，学際的な発想で診療が発展する可能性がある一方で，選択肢が増えることで逆に現場が混乱する危険性もはらんでいる．その中で，CPAP がセーフティネット的な役割を果たしていると言える．

新たな治療も期待されるが，現状で筆者は，CPAP の使用精度を上げることをもっと考えるべきではないかと思っている．付け加えるならば，耳鼻咽喉科を含め他科においても，それもあまり OSA 診療の経験がない医師に対して，もっと上手く CPAP を処方できるような状況をつくるべきであると感じている．

### 5．CPAP 機器メーカーとの関係

CPAP 機器にはいくつかの種類があり，本邦では帝人ヘルスケア，フィリップス・レスピロニクス，フクダライフテック，チェスト，小池メディカルなど様々な業者が提供している．CPAP 診療における混乱の原因として，これらの業者と医師の関係も挙げられる．たとえば，CPAP に関する医療費は保険診療で定められているが，医療機関が各業者に支払うレンタル料は一定ではない．実際に，新規に開業する医師から「先生の医院では○○のレンタル料はいくらですか？ どこが安いですか？」という質問を聞かれることが少なからずある．

レンタル料に地域差があり，同じ地域の中でも医療機関ごとに差があるという現状では，医療機関側も疑心暗鬼になり，業者もその対応に追われることになる．また，各業者の担当者によっては，

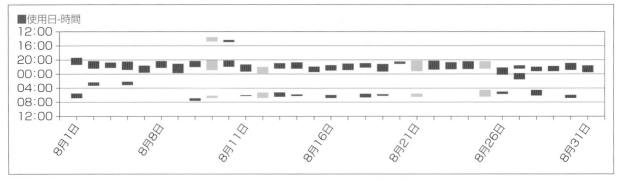

**図 2.** 症例 1 の CPAP 使用状況（初回）

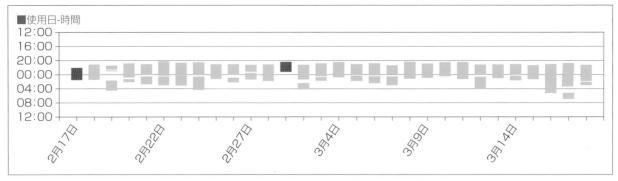

**図 3.** 症例 1 の CPAP 使用状況（加湿器設置後）

CPAP 導入時やトラブル時の対応に大きな差が出る場合がある．この問題の解決には，OSA 診療に習熟して，業者と上手く交渉できるようになる他にはないが，レンタル料に関してはもっと透明性が要求されるべきではないかと思う．

### 注意するべき症例

他院で CPAP を導入されたが，うまく使えないことを理由に患者を紹介されることがある．最近経験した注意すべき例を挙げる．

筆者が開業している地方は住民の高齢化が顕著であり，高齢者に CPAP を導入する場合も少なからずある．紹介する 3 例はすべて高齢者の例である．

なお，当院は無床診療所であり，終夜睡眠ポリグラフ（polysomnography；PSG）検査は行えない．したがって，形態診断と睡眠検査および CPAP 機器の使用データをもとに対処している．

### 1．CPAP 機器の加温・加湿が有効であった例

症例は 80 歳男性で，高血圧，脂質異常症の既往がある．いびきと夜間の咳が主訴であった．AHI

が 41.0 で，本人の強い希望もあり CPAP を導入されていたが，途中で外してしまい朝まで使えない，との訴えであった．図 2 のように，来院時の使用データでは，残存する呼吸障害指数（respiratory event index；REI）は 0.8 であったが，平均使用時間が 2 時間 53 分で，ほぼ毎日睡眠中に中断していた．

夜間の口渇と鼻閉の訴えがあることから，CPAP 機器の加湿器を併用するように設定を変更した．この後は，図 3 のように残存 REI が 0.9，平均使用時間が 5 時間 26 分と良好な使用状況になった．

### 2．CPAP 圧が強すぎる例ならびに睡眠衛生の指導例

症例は 84 歳女性で，高血圧，脳梗塞の既往がある．ふらつきと睡眠時無呼吸があり，AHI が 30.7 で CPAP を導入されていた．使おうと思っても，息が苦しくて使いづらいとの訴えであった．来院時の CPAP 使用状況は，図 4 のように残存 REI は 3.5 であったが，平均使用時間が 1 時間 34 分であった．来院時の CPAP 設定がオート CPAP で，

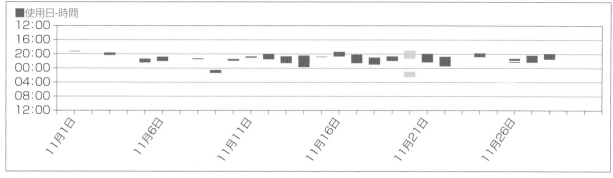

**図 4**. 症例 2 の CPAP 使用状況（初回）

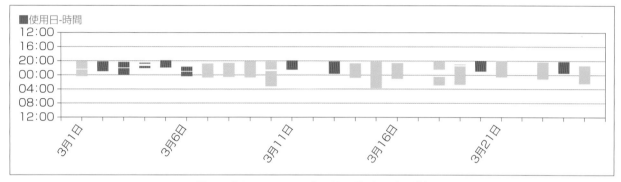

**図 5**. 症例 2 の CPAP 使用状況（処方圧変更後）

下減圧が 4 cmH₂O，上限圧が 15 cmH₂O であった．
CPAP 機器のデータで，平均圧が 6 cmH₂O 程度で
あったので，オート設定で上限圧のみ 6 cmH₂O ま
で下げたところ，図 5 のように中途覚醒がなくな
り，平均使用時間 4 時間 19 分，残存 REI が 2.9
になった．

　CPAP をオート設定で導入する場合に，導入し
た経験が少ない医師では上限圧を上げがちになる
が，高齢者では低い圧でも効果がある例が多い．
CPAP タイトレーションができなくても，使用
データから判断し，必要に応じて設定を変更した
ほうが良い．

　またこの例は，20 時頃に就床する生活習慣があ
り，長く使えても早朝 4 時頃に中止していた．家
族は朝まで使うように本人に注意していたようで
あるが，筆者は「昼間に眠たくないのなら今の睡
眠時間で十分なので，3〜4 時頃まで使えていたら
構わない．この歳で 20 時に寝ていたら，4 時頃に
眼が覚めるのは当然」と説明した．「朝まで CPAP
を使わないといけない」というプレッシャーが
あったようであるが，これから解放されたこと

も，良好な使用状況になった要因の 1 つと考えて
いる．

### 3．むずむず脚症候群の例

　症例は 79 歳男性で，夜間の無呼吸が主訴で
AHI が 55.0 の重症例である．CPAP を導入され
たが，入眠困難があり，睡眠薬を処方されたが症
状が変わらず，朝まで CPAP 装着はできるが眠っ
た気がしない，との訴えであった．よく症状を聞
くと，入眠時に脚がむずむずして眠れないとのこ
とであった．CPAP 使用状況は図 6 に示す．この
期間の平均使用時間は 6 時間 51 分，残存する REI
は 1.0 と良好に使用できていると考えられる．と
ころが実際の使用状況は図 7 の通りで，期間の前
半は，患者の訴えの通り入眠時の中断が多く認め
られる．むずむず脚症候群と診断して，プラミペ
キソール（商品名ビ・シフロール）を投与したとこ
ろ，期間の後半では入眠時の中断が減少している
ことがわかる．本人の自覚症状でも，熟眠感が出
てきたとのことであった．

　CPAP の使用状況を確認するには，以前にも述
べたように，図 6 ではなく図 7 のほうを参考にし

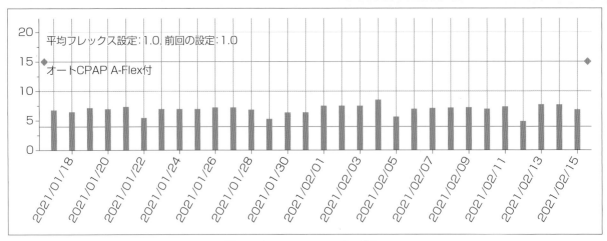

図 6. 症例 3 の CPAP 使用状況

| 使用のパターン | 1月, 2021 | | | 2月, 2021 | | |
|---|---|---|---|---|---|---|
| 日曜日 | 6:13:59 | 6:51/6:51 | 2021/02/01 | 6:15:32 | 7:19/7:19 |
| 2021/01/18 | 6:05:42 | 6:31/6:31 | 2021/02/02 | 7:23:23 | 7:23/7:23 |
| 2021/01/19 | 6:02:49 | 7:08/7:08 | 2021/02/03 | 7:12:50 | 7:19/7:19 |
| 2021/01/20 | 4:02:50 | 7:04/7:05 | 2021/02/04 | 8:09:53 | 8:32/8:32 |
| 2021/01/21 | 7:22:08 | 7:22/7:22 | 2021/02/05 | 5:41:19 | 5:41/5:41 |
| 2021/01/22 | 4:45:37 | 5:29/5:29 | 土曜日 | 6:53:45 | 7:07/7:07 |
| 土曜日 | 4:40:17 | 6:59/6:59 | 日曜日 | 6:12:25 | 7:04/7:04 |
| 日曜日 | 3:27:40 | 7:03/7:03 | 2021/02/08 | 6:58:40 | 6:58/6:58 |
| 2021/01/25 | 6:15:36 | 7:05/7:06 | 2021/02/09 | 7:03:32 | 7:03/7:04 |
| 2021/01/26 | 5:58:07 | 7:10/7:10 | 2021/02/10 | 4:05:02 | 6:53/6:53 |
| 2021/01/27 | 6:10:32 | 7:16/7:17 | 2021/02/11 | 7:11:01 | 7:11/7:11 |
| 2021/01/28 | 5:59:14 | 6:48/6:49 | 2021/02/12 | 4:39:18 | 4:43/4:43 |
| 2021/01/29 | | 5:18/5:18 | 土曜日 | 7:31:53 | 7:31/7:31 |
| 土曜日 | 5:51:39 | 6:16/6:16 | 日曜日 | 7:34:10 | 7:34/7:34 |
| 日曜日 | 5:38:52 | 6:17/6:17 | 2021/02/15 | 5:50:17 | 6:41/6:41 |

図 7. 症例 3 の CPAP 使用状況(右側は投薬後)

たほうが実体をつかみやすい.

　なおこの例は，その後に神経内科でパーキンソン病と診断され，その治療も始まった.

### おわりに

　筆者は大学病院や市中病院の勤務を経て，父親の医院を継承して12年になる. 開業医になった当初に生まれた子どもが，中学生になるようになった. 幼少期にアレルギー性鼻炎で治療していた例が，顎顔面形態の異常がなく成長していく姿をみ

ると，安堵するようになった. 繰り返し述べてきたように，OSA 例を小児から高齢者まで生涯診ることができるのは耳鼻咽喉科医であり，特に長い期間にわたって経過観察ができる開業医の役割は大きい. この特性を生かして，耳鼻咽喉科医はもっと積極的に OSA 診療にかかわるべきではないかと感じている.

　2020 年初頭からの新型コロナウイルスの出現によって，人々の生活環境は大きく変わることになり，医療状況も大きな変化を余儀なくされた.

病気のリスクについて「ゼロを求めるか軽減を求めるか」の認識の違いも，はっきりしてきたように感じる．コロナにたとえれば，「zero コロナか with コロナ」の違いであろうか．

筆者は，どんな病気でもそのリスクをゼロにすることは不可能だと思っている．

OSA に対しての咽頭手術で，「術後 AHI が 5 を下回っていなければ効果がない」と言われたことがある．筆者も，OSA 診療にかかわり出した当初は同じ意見を持っていた．しかしながら，多くの症例を手術し術後経過を長く追っていく中で，術後 AHI が 5 以下になった例でも経年的に OSA が再燃する例を経験し，症例によっては CPAP を導入した例もある．一方，術前の AHI が 50 で，術後 AHI が 20 程度残存した例が，特に治療されることもなく健康に経過している例も経験する．以前の筆者は，このように AHI が残存する例は手術失敗例と考えていたが，患者が満足な生活を送れているのであれば，これはこれで成功例と考えても良いのではないかと思うようになった．いわゆる with OSA である．このような例で何らかの症状があり，患者が希望すれば CPAP を導入すれば良く，その場合は zero OSA に近づくことになる．

今後 OSA に対して，さらなる新規治療が開発される可能性はあるが，どのような治療であっても生涯にわたって OSA 症状を完全になくすことは困難であると予想される．CPAP を治療の「セーフティネット」と捉えて，上手に活用するべきであると改めて思う．

## 文 献

1) 菊池 淳：睡眠呼吸障害に対する治療法―CPAP．JOHNS，**30**：473-478，2014.
   Summary 耳鼻咽喉科で導入する CPAP 治療の要点について述べている．
2) 菊池 淳：耳鼻咽喉科診療所における CPAP 管理のポイント．MB ENT，**191**：14-21，2015.
3) Wellman A, Eckert DJ, Jordan AS, et al：A method for measuring and modeling the physiological traits causing obstructive sleep apnea. J Appl Physiol, **110**：1627-1637, 2011.
4) Wellman A, Edwards BA, Sands SA, et al：A simplified method for determining phenotypic traits in patients with obstructive sleep apnea. J Appl Physiol, **114**：911-922, 2013.
   Summary OSA の病態を，解剖学的問題，呼吸調節の不安定性，上気道代償性の低下，覚醒閾値の低下の 4 つの要素から説明している．
5) Baptista P, Costantino A, Molffa A, et al：Hypoglossal Nerve Stimulation in the Treatment of Obstructive Sleep Apnea：Patient Selection and New Perspective. Nat Sci Sleep, **12**：151-159, 2020.
   Summary OSA の治療として舌下神経刺激装置を紹介している．
6) 菊池 淳：無床診療所における睡眠時呼吸障害の取り扱い．日気食会報，**63**：167-174，2012.
7) 菊池 淳，池園圭子，佐藤公則ほか：高齢者における睡眠時呼吸障害の形態診断．口咽科，**24**：141-149，2011.
8) 菊池 淳，伊豆丸慎介，坂本菊男ほか：形態診断による睡眠時呼吸障害の治療選択．口咽科，**20**：311-325，2008.
   Summary 形態診断により OSA の治療を選択する方法を述べている．

MB ENT, 262：68-81, 2021

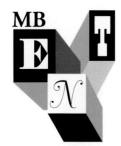

# CPAP 不耐症の人への代替療法

西村洋一[*1]　　Alan R. Schwartz[*2]

**Abstract**　睡眠時無呼吸症（obstructive sleep apnea；OSA）は「名は体を表す」如く「睡眠」と「呼吸」の疾患である．しかし，そこには「解剖」も関与し[1]（図 1），さらに多様な病因が隠れ潜む（complex pathophysiology）．すなわち，仮に「解剖」を治療しても換言すればそれは全体の 1/3 の治療に過ぎず，未だ「睡眠」と「呼吸」の問題が残る．しかし，「解剖」を鑑みずして完治は得られない．CPAP（continuous positive airway pressure）therapy は姑息的であるが，それらの病因すべてを同時にシャットダウンする効果がある[2)3)]．目前の CPAP 不耐患者にはその原因を探りつつ，個々の病態に応じたテーラーメイド（個別化）治療（personalized medicine）が必要である．将来は OSA にもタイプ別分類（phenotyping/subtyping）がなされ[4)]，治療の選択は AI（人工知能）などの導入で厳密かつより適切に行われるであろう．

**Key words**　CPAP，代替療法（search for a better treatment），Pcrit，メカニカルロード（mechanical load），ニューラルレスポンス（neural responses）

## はじめに

本稿テーマは「CPAP 不耐症の人への代替療法」である．しかし，「代替」を論ずる前に，先ずなぜ成人の睡眠時無呼吸症（obstructive sleep apnea；OSA）治療は，我々耳鼻咽喉科・頭頸部外科医の得意な手術治療が第一選択とはならず（責任部位はテリトリー中咽頭でありながら），あくまでも姑息的な治療法に過ぎない CPAP（continuous positive airway pressure）therapy が主で，どうして患者は半ば永久的な継続使用を強いられるのか？　読者の先生方も「もうやめてもいいですか？」と問われた経験は一度や二度ではないであろう．

本稿では CPAP・OSA とは一体何か？　今一度その本質とメカニズムを考える．「代替療法」に繋がる道筋が自ずとみえてくるはずである．

## CPAP therapy

### 1．CPAP とは？

CPAP 治療がオーストラリア・シドニー大学の呼吸器内科医 Collin. E. Sullivan 先生（図 2）により発表され，論文[5)]が Lancet に初めて掲載されたのは今から遡る 40 年前の 1981 年で，今年はちょうど記念の 40 周年にあたる．長年，本稿テーマの「不耐」が議論されつつ，しかし 40 年が経過しそして今尚，現時点の治療第一選択は CPAP であり，それが世界標準・グローバルスタンダード（standard modality）であることに疑う余地はない．半世紀後 50 周年へもそれは続くと思われる．「CPAP 不耐症」という用語自体は聞き慣れないが，論文では「discontinue」「intolerance」「not

*1　Nishimura Yoichi，ジョンズ・ホプキンス大学 Sleep Disorders Center, Hopkins Bayview Research Campus, Baltimore, MD, USA／〒 229-0111　千葉県市原市姉崎 3426-3　帝京大学ちば総合医療センター耳鼻咽喉科
*2　Alan R. Schwartz，ジョンズ・ホプキンス大学 Sleep Disorders Center, Hopkins Bayview Research Campus, Baltimore, MD, USA／University of Pennsylvania Perelman School of Medicine, Philadelphia, PA, USA／Universidad Peruana Cayetano Heredia, Lima, Peru

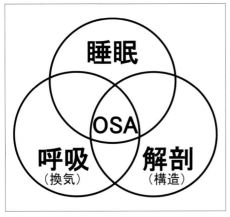

図 1. OSA を構成する因子
睡眠, 呼吸(換気), 解剖(構造)が複雑に
絡み合って OSA を構成している(それぞ
れの割合は個々で異なる)(本文参照)

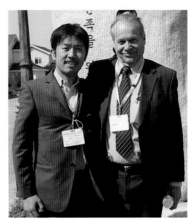

図 2. 筆者と Sullivan 先生
Sullivan 先生の右腕に注目

tolerate in use」「not use it consistently」, 代替療法は「alternative」「complement」「replace」等々と盛んに論議され, 本稿テーマは OSA 領域における世界共通の関心事である.

　CPAP とは何か？　「O₂サプライ」「バキュームクリーナー」等々誤解されることも多いが, それは違う. CPAP はあくまでも持続的に圧を供給する単なる「圧供給装置」にすぎない. 装置から鼻腔接点を介して上気道に送られる持続的陽圧により, 呼吸安定化(stabilizes respiratory patterns)を図る気道内のシーネ固定・ステントにすぎず(pmeumatic stenting role), Sullivan 先生は"PNEUMATIC SPLINT(気道内支持装具)"と説明する(筆者は患者には気道内の"コンタクトレンズ""松葉杖"などと説明するが).

　Sullivan 先生は最近, 2018 年に"Reflection on an Experimental Method That Became a Therapy"(実験が治療となった)という論文[6]を発表し当時の苦慮を詳細に振返った. 医学生時代に母親が亡くなったこと, その母が粘液水腫(myxedema)を抱えた肥満症で常に呼吸苦や疲労感を呈し, 夜半帰宅時には母の寝室からいびきが聞こえ(父は別室へ逃避), しかしそれは母の"生存"の証しで, 後に虚血性心疾患(angina)を患い, 1968 年 7 月土曜の早朝, 心不全で静かに息を引き取り(身体は変色, しかし温もりがあったと先生は記す), 我々はこの論文で現代の"lifesaving

therapy""life-enhancing therapy"である CPAP の起源が, 実は"life threatening"な OSA を患った先生自身の母親の死に由来したことを初めて知る. その後の初の CPAP トライアル(1980 年)は無呼吸指数90, 最低酸素飽和濃度68%の最重症患者であり, 装置により低酸素を呈さなくなったものの, 先生はそれは患者が眠っていない故だと考え, 当初 1～2 時間予定の実験が結局朝 6 時まで続き, しかし起床後の患者は毎朝の靄が嘘のように消え晴々と, 過去と全く違う新しい自分に何が起こったのか判らず, 素晴らしい爽快, 先生は"見つけた瞬間"と記す. 論文内に掲載された写真からは, 現在とは似つかぬ程に複雑な曲線を描く当時のサーキット状をしたチューブ(鉄パイプにも見える), ポリエチレンマスクとシリコンチューブの接続, 包帯, 重厚なジェネレーター, 日立製バキューム, 寝返りはおろか睡眠さえも困難に見受けられる実験中(睡眠中！)の患者等々, 試行錯誤な当時のリアルな現場が伺い知れ大変興味深い. 先生自身も当時は CPAP を治療とは考えず, あくまでレスキューと捉え, 実験結果からは無呼吸が解除されるとなぜ圧は変化しないのか, なぜ口から漏れないのか, downstream(segment)effect (後述)など, 現代の我々と同じ疑問(筆者には満腹にならないことも疑問であったが)を論考する.

　その後, 1982 年 5 月ロサンゼルスの初講演(American Thoracic Society Meeting)では多く

の臨床家がルーチンセラピーとしてのCPAP使用には懐疑の念を抱き，むしろ同時期アメリカ国内で日本人耳鼻咽喉科医Fujitaらが発表した咽頭手術（uvulopalatopharyngoplasty；UPPP）[7]を主たる治療法として見做したという歴史をも紹介し，（筆者ら）世界中の耳鼻咽喉科頭頸部外科医・スリープサージャンには歯痒い思いを惹起させる．

先生自身も「Colleagues sometimes ask us why, after nearly 50 years of research in sleep apnea, we do not yet have a cure or better treatment. How is it that we are still relying on a therapy invented 38 years ago?」（なぜオレ達は未だに38年前の姑息的治療に頼らねばならない？ もっと他に良い治療法はないのか？）と尋ねられ，CPAPが車椅子のような的を得ない未完成な治療法（crude therapy）と揶揄され，継続使用の低さを指摘されると告白する．（註釈：訳者は筆者自身）

## 2．CPAP継続使用率（CPAP adherence）

今，本稿テーマが議論されるのはCPAPが姑息的治療であるにもかかわらず，低い使用率が最大の理由で「使いたくない」「使えない」「やめたい」という「不耐症」の人々が世界中に存在する故である．WeaverとRonaldのレビュー[8]によれば開始後1週間で半数50％超の人が拒絶放棄し，残りユーザーですら12〜25％は3年以内のある時点で放棄，他にも不耐症は20〜83％[9][10]に上るとの報告もあり，Rotenbergら[11]は低い使用率の報告は，最早インパクトのなさから（既に常識という意味で）論文にあがりもせず「CPAP as the gold standard has been justifiably questioned!」（CPAPが標準的治療とは訝しい）とさえ言う．

筆者自身は頭文字に掛けて「Can't Persist All Patients」「Can't Patient Accept it Permanently」（誰しも一生続けられない）「Can't Put All night cause Panic!」（一晩中パニックで使えない）などと比喩しプレゼンしているが（海外ではユーモアも大切！）日本なら「Cこんなの Pパス！ A朝まで Pパニック」となろう!?

## 3．CPAP圧（CPAP pressure）[12]

CPAPは圧を供給するが，それを我々耳鼻咽喉科医は何も知らない（全く興味がない）．「オートにセットすれば（装置が）自動的（勝手）に決めるよね!?」である．では，なぜ最低圧は中途半端な4 $cmH_2O$ なのか？

実は，それ以下の圧で閉塞は解除されない．OSA基本病態の上気道虚脱・閉塞は睡眠中だけに起こり「胸腹部が普段通り呼吸努力（respiratory effort）をしているのに，上流（咽頭）の閉塞により換気ができない状態」は覚醒時には起こらない．世界広しと言えど緊張して眠るヒトは皆無であり（ヒトでなくとも！），つまり睡眠（レム睡眠）とは神経・筋肉が極端に虚脱し脱力（hypotonia），リラックスした状態（loss of neuromusucular tone）だからである．ならば，なぜ4 $cmH_2O$ か？

## 4．圧とフロー（Pressure-flow relationships）[13]

歴史は再び遡るが，筆者のメンターでPI（principle investigator）であるSchwartzらは，かつて1988年に，OSA患者の気道にCPAP圧（図3下段（nasal pressure；$P_N$））を徐々に加えると，上昇に伴いエアフロー（気流）（図3上段）が生じるが，しかし必要十分圧でなければ完全に正常化せず，前段階では最大吸気流量（maximum inspiratory air flow；$\dot{v}max$）がリミット（制限）され，フロー曲線上にはフローリミテーション（inspiratory flow limitation；IFL）（図3上段矢印↑）を呈すると報告[13]した（図3）．

IFLは図3上段矢印↑の如く吸気が完遂せずリミットされ，波形（waveform）は四角くプラトーに現れる（plateauning）（呼気は吸気より緩かだからゼロ地点より下方が吸気，上方が呼気と読める）．フローが制限された最初の時点の気道圧が臨界圧（critical closing pressure；Pcrit）であり，CPAP圧は常にPcritを上回る必要がある[14]（PcritはCPAP圧と同一ではない[15]）．Positive（phasic）とnegative（tonic）に分かれる．

図3-Bでは下流（下気道）（downstream；Ds）の

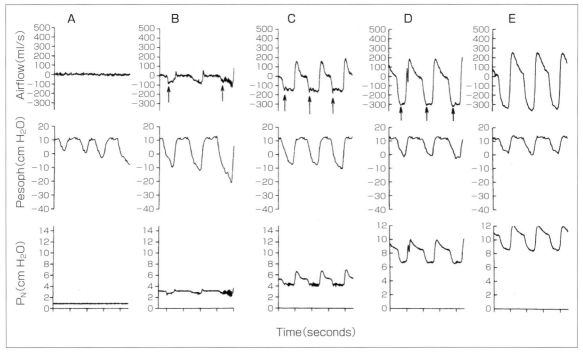

**図3**. 圧とフロー（pressure-flow relationships）

A：食道内圧（esophagus pressure；Pesoph（中段））の低下にもかかわらず，上気道は閉塞しエアフロー（上段）は一向に開始されない．しかし，下段 CPAP 圧（P_N）を高めるとフローは徐々に再開される（A to E）（矢印は呼吸がリミットされた状態：フローリミテーション（inspiratory flow limitation；IFL））．E：最終的には下段 CPAP 圧の上昇とともにフローが正常化し通常の呼吸ができている（ゼロ地点より下方が吸気，上方は呼気）（本文参照）（許可を得て文献 12 より転載）

懸命な吸気努力（食道内圧（esophagus pressure；Pesoph）（図3中段）低下で表示）にもかかわらず，上流（上気道）（upstream；Us）の閉塞によりフローは一向に正常化しない（independent）（図3上段）．しかし，圧をさらに高め Pcrit を上回ると，最終的に下流の吸気努力（downstream effect）に伴い，図3-E の如く Us は完全に開通し，フローは正常化する（筆者は，沸点での蒸気音の変化や隙間風の音の変化，小児滲出性中耳炎の耳管を憶う）．

Downstream effect は簡略すれば Us と Ds の圧較差である．水も空気も Us から Ds 方向に流れるが，そこには上流圧（upstream pressure；Pus）と下流圧（downstream pressure；Pds）の圧較差があり，滝ならば Us の川幅は狭く圧は高く水流も早く，Ds の川幅は広く圧は低く水流は緩やかである．にもかかわらず水量は双方等しい．咽頭の閉塞性（collapsibility）とはこのように Pus と Pds の関係で決定される（Starling resister メカニカル

アナログで（略）理解可能．他稿[4]を参照されたい）．

フローはこうして客観的（定量的）かつ，ピンポイントな気道狭窄が知れ，我々耳鼻咽喉科医が行う薬物睡眠下内視鏡検査（drug induced sleep endoscopy；DISE）にはないアドバンテージがある（DISE は主観的）．他方，フローでの閉塞形態や閉塞部位識別は（通常は）困難であり，正確な病態把握には両者のコラボレーションが有用と（筆者は）考えた（しかし近年，ボストン Harvard 大学のチームがフローのみで形態診断を試みている）．

フローと圧の線形回帰モデル（linear regression model）[15]（図4）により患者の Pcrit（propensity：健常（normal）→いびき（regular snoring）→低呼吸（hypopnea）→無呼吸（apnea））が知れる．Pcrit 高値が OSA 重症者である（図5左棒グラフ）．

図5左棒グラフの如く無呼吸低呼吸の閾値（threshold）は −5 cmH$_2$O であり 3 cmH$_2$O や 2 cmH$_2$O の陽圧では閉塞は解除されず（いびきには有効），最低でも低呼吸の 4 cmH$_2$O 以上の圧が必

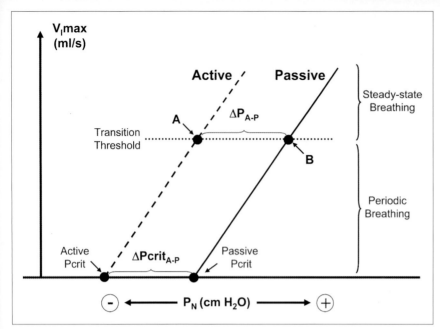

図 4.
圧とフローの線形回帰モデル（linear regression model）
横軸が CPAP 圧（$P_N$），縦軸が縦軸最大吸気流量（maximum inspiratory air flow；v̇imax）．$P_N$ を徐々に下げていき v̇imax ゼロ地点の PN が（critical pressure；Pcrit）
ニューラルレスポンスが働いた時の Active Pcrit と働かない時の Passive Pcrit の差（$\Delta Pcrit_{A-P}$）がニューラルレスポンスの程度．健常者は Active PN と PassivePN の差（$\Delta P_{A-P}$）を通常呼吸（steady-state breathing）から一時的な呼吸増加（periodic breathing）により補償している（$\Delta Pcrit_{A-P} = \Delta P_{A-P}$）（本文参照）（許可を得て文献 15 より改変転載）

要と理解できる[15]（Pcrit がポジティブだから上回る陽圧が必要で，ネガティブならば吸気の陰圧にも閉塞はしない）．

Pcrit はこのように sensitive かつ specific なマーカーであり，OSA 患者は閉塞性を有し sensitive であり，健常者は閉塞性がなく specific である．

### OSA（The pathogenesis of OSA）

#### 1．重症度（What is OSA cause?）

このような重症度を決定するものとは何か？

その因子（determinants of upper airway collapsibility）は 2 分される．機械的因子（mechanical influences）と機能的因子（functional influences）である．前者は咽頭狭小化（anatomical imbalance）の発端となる扁桃肥大，狭い上顎アーチ，下顎後退，舌骨低位などの解剖学的バリアント（anatomical variants）・顎顔面形態異常（skeletal morphology）および咽頭周囲軟部組織（pharyngeal adiposity）あるいは下腹部中心部における脂肪沈着（abdominal central adiposity）ら受動的解剖（構造）的負荷（passive mechanical（structural）loads：メカニカルロード）を指す．後者は前者に抗い，閉塞性を能動的に代償・軽減する．頤舌骨筋（genioglossal muscle；GG muscle）を中心とした咽頭拡大筋反応（pharyngeal dilate muscle reaction），それを調節コントロールする様々な因子（neuromuscular control factors）（レプチン（satiety hormone）[16]，脂肪細胞由来アディポサイトカイン（生理活性物質）（adipocyte-produced adipocytokine），炎症性サイトカイン，睡眠由来炎症性ケモカイン（somnogenic inflammatory chemokine），インターロイキン（IL）などを含む能動的神経筋反応（neuromuscular control nerve reflex：ニューラルレスポンス）を指す．前者が上気道閉塞性を，後者が開通性を促進する（すなわち，前者優位ならば OSA は重症化に転じ（Pcrit 上昇），後者優位ならば軽症化する（Pcrit 降下））．こうした両者のトータルバランス（"two-hit" defect）が OSA 重症度を本質的に決定する（"both" play a pivotal role）（図 5 右シーソー（天秤））．

例えば，OSA 有病率の性差には神経ホルモン（エストロゲン）による補償差が指摘され（neuro-hormonal modulation），それ故，OSA は男性優位に発症，しかし女性も閉経後はリスクが高まる[17]．他にも性差間レプチンレベル（後述）の補償差の指摘もある．ラボの盟友 Thomaz は痩せたマウス（lean mice）に化学遺伝学的な手法を用い，補償である舌下神経活動を消失させると（silence GG moterneurons activity）OSA（IFL）が生じること

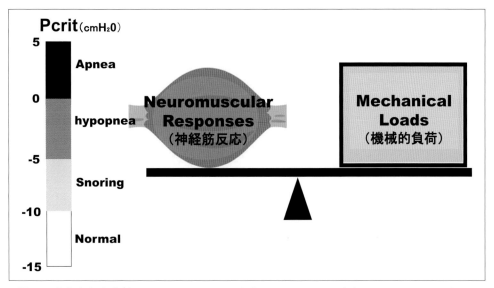

図 5. 重症度を決定付けるメカニカルロード(mechanical loads)とニューラルレスポンス
(compensatory neural responses)のバランスシーソー(天秤)(図右)と Pcrit(無呼吸→低
呼吸→いびき症→正常者)(図左)の関係
メカニカルロードが大きければシーソーは右側が下がる(すなわち Pcrit はプラスに上昇).
ニューラルレスポンスが大きければ左側が下がる(すなわち Pcrit はマイナスに降下)(本文参照)
(許可を得て文献 15 より改変転載)

を報告[18]した.

　すなわち,我々が"代替療法"で(OSA を離脱
し)健常者とするには「メカニカルロード降下」
「ニューラルレスポンス上昇(offset)」または「両
者("two-hit")(多くはこれ)」が必要と理解でき
る.

## 2. メカニカルロード降下(Anatomic altera-tions)

　「メカニカルロード降下」には UPPP,顎顔面外
科手術,歯科的装具,体位変換,ダイエットなど
の手法がある.しかし,Younes[19]の CPAP フロー
デマンド(必要流量)を用いた重症度要因分析によ
れば,メカニカルロードが OSA 重症度に与える
影響は全体の 34% に過ぎず(やはり 1/3!),むし
ろ補償的ニューラルレスポンスの働きが呼吸(換
気)と気道開通に大きく影響し,それはレム・仰臥
位睡眠で顕著である.

　Mezzanotte ら[20]によれば気道開通は特に呼吸
(換気)との関係が密接で,患者は補償確保のため
に,覚醒時にさえ頤舌筋活動(GG muscle activi-
ty;GGmact)および口蓋帆張筋活動(tensor pala-
tine activity)両者の活動性が高い.

　Patil ら[15],Jordan ら[21]は無呼吸時には v̇imax
(すなわち吸気量)あるいは inspiratory duty cycle
(total inspiratory time/total respiratory time)
(すなわち吸気時間)増加により(つまりエアーが
足りない,もっと吸え(full lung capacity)と脳が
肺に訴え)代償され,無呼吸は回避される(restore
ventilation)と言う(v̇imax↑=重症 OSA と理解も
できる).

　「メカニカルロード降下」は補償であるニューラ
ルレスポンスが小さければ効果は低く,裏を返せ
ば補償が十分機能すれば OSA とならない[15][17](覚
醒時を想起)(必要条件).高い効果には因子であ
る睡眠,呼吸,解剖(図 1)の,特に解剖が優位(他
が劣位)な患者を選択する必要もあり(十分条件),
必然的に適応は若年者・非肥満者・非重症者に絞
られ,高齢者・肥満者・重症者・閉経後女性など
は除外される(平たく言えば"私なら必ず手術で
OSA 患者を治せます"はウソで"OSA 治療は
CPAP だけです"もデマである).

　UPPP の Pcrit 降下の程度は未知であり,術前
に結果を予測できない.効果は術後の体重増加
(肥満)や経年(加齢)で消失(増悪)することもあ

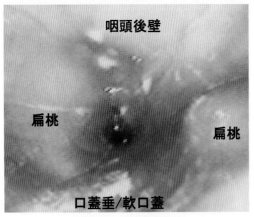

咽頭後壁

扁桃

扁桃

口蓋垂/軟口蓋

図6. 薬物睡眠下内視鏡検査(drug induced sleep endoscopy；DISE)による全周型所見(complete circumferential collapse；CCC)

過剰な周囲脂肪組織(fat accumlation in the lateral wall and posterior tongue)と閉塞性の上昇(increasing pharyngeal collapsibility)が相まってCCCと表現される(本文参照)

る．それ故，判定は術前後の無呼吸(低呼吸)指数比較の75％または50％減少を「改善」と定義(benchmark of success)，所謂「健常人レベル」をゴールにせず症状改善が重視される(oft-quoted criteria)(仮に「メカニカルロード降下」と「ニューラルレスポンス上昇(offset)」両者が効果的に働けば，健常人レベル到達(100％改善)も可能なはずである)．

適応を厳密に識別するレシピは存在せず，現状ではDISEで全周型所見(complete circumferential collapse；CCC)(図6)を示す場合には除外される[22](レシピにはAI(人工知能)導入が必要と思う)．

### 3．ニューラルレスポンス上昇(Neuromuscular control responses：offset)

#### 1）肥満の関与(risks of obesity)

OSAと肥満のかかわりは今や広く大衆にも知られる(OSAはルーツが肥満少年(Pickwickian syndrome)とも言われる)．大半の患者は肥満者であり，肥満とOSAには一定の相関関係(r=0.37(Pcrit)[17]，r=0.41(無呼吸低呼吸))[23]が存在する．先の線形回帰モデルでは10 kg/m$^2$(body mass index；BMI)の体重増加ではPcrit(passive Pcrit)は1.40(1.01～1.78)cmH$_2$O上昇する[17]．

OSAを「メカニカルロード降下」で完治できない最大の理由が患者に肥満者が多い故で，肥満者を(bariatric surgeryを除いて)通常は手術で治癒不可能であると同様，すなわちそれ故，OSAは「メカニカルロード降下」で治癒し難い．

肥満がOSAに及ぼすメカニズムも機械的側面(anatomical mechanical imbalances)と機能的側面(functional influences)に2分される．前者はさらに咽頭周囲の直接的な脂肪沈着(peripharyngeal adiposity)と，下腹部中心部の間接的な脂肪沈着(central abdominal adiposity)(中年男性の中心性肥満(visceral fat)(別名：リンゴ型肥満))に分類され，直接的脂肪沈着は咽頭周囲組織圧(surrounding critical tissue pressure；Ptissue)を増加し，上気道抵抗(upper airway(UA)resistance)を高め気道内腔圧(intraluminal pressure；Pin)を凌駕することで(Ptissue＞Pin)，気道閉塞を拘う(augment UA collapsibility)．間接的脂肪沈着は横隔膜の拡散運動を制限(食べ過ぎて苦しい時を想起)，すなわち肺容量減少を促進，気道の弛みをもたらし(reduction in caudal longitudinal traction)(tube law)[24]，やはり閉塞を拘う(compromise UA patency)[24]．

仮に上気道を単純な1本のチューブにたとえると，直接的脂肪沈着は気道半径を，間接的脂肪沈着は気道長径をそれぞれ短縮する．仮にそれぞれ1/2ずつ短縮すれば内腔の抵抗は4倍膨れ上がり(La-placeの法則)[22]，すなわち閉塞性は一気に増加，睡眠時(仰臥位)には遂に閉塞をきたす(DISE閉塞型は過剰な周囲脂肪組織(fat accumulation in the lateral wall and posterior tongue)と相まってCCCと表現される[22])(要するにCCCとは肥満者の換言である)．なぜ，UPPPもHNSもCCCは効果が乏しいのか？ それは肥満によりメカニカルロードが増加(上昇)するにもかかわらず，ニューラルレスポンスは減少(降下)する故である(図5右シーソー(天秤)は右側が降下：Pcrit上昇)．

肥満の機能的側面には図7の如く肥満細胞から分泌されるケモカイン・諸々のIL・レプチン欠乏

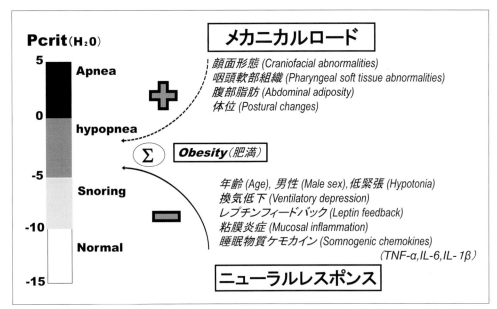

**図 7.** 肥満が OSA に及ぼす影響

Pcrit はメカニカルロード(プラス)とニューラルレスポンス(マイナス)両者の計(Σ)により
決定される.そして肥満はその両者(メカニカルロード上昇・ニューラルレスポンス低下)
に作用している(本文参照)

および抵抗性(レプチンフィードバック)などの因子があり,それらはニューラルレスポンス(offset)を抑制する(つまり Pcrit 上昇).

肥満はこのようにメカニカルロード・ニューラルレスポンス両者側面から OSA を誘起する(しかし,賢明な読者は肥満者全員が OSA ではないことにも当然お気付きであろう).

ダイエットが重症度(passive Pcrit)に与える影響は $10\,kg/m^2$ の体重減で Pcrit は $6.2\,cmH_2O$ も減少すると報告される[25]が,そこもメカニカルロード降下($0.1〜0.2\,cmH_2O/BMI(kg/m^2)$)よりもニューラルレスポンス上昇($0.3〜0.4\,cmH_2O/BMI(kg/m^2)$)の影響[26]が指摘される.他にも BMI が 17% 減少すると Pcrit は $3.1±4.2\,cmH_2O$ から $-2.4±4.4\,cmH_2O$ へも減少する[26]との指摘もある.しかし,未だ万人に有効なダイエット法が存在せず(リバウンドも怖い)肥満者が溢れる現代に,万人に有効な "CPAP 代替" が存在しない事は至極当然とも思う.

### 2)イノベーション(Innovation in Treatment of OSA:Advancing Technology)

40 年来,世界のスリープサージャンは "CPAP 代替" となるべき根治治療を目標に,様々な手法にトライした.しかしながら「メカニカルロード減少」の限界と,意味深い「補償的効果(compensatory effectiveness)(健常人でも飲酒後はいびきが生じることを想起)」の認識,そしてテクノロジーの進歩が相まって,昨今はその手法に注目が集まっている.登場したのがデバイスの舌下神経刺激装置(hypoglossal nerve stimulator;HNS)[27]である(21 世紀の医療?).

舌の動きを司る筋肉には外舌筋と内舌筋があり,ともに舌下神経支配であるが,特に外舌筋が舌の動きに関与する(内舌筋は形態保持).気道閉塞が起きると外舌筋の突出筋(protrudor)が特に GGmact を高め,舌を前方に移動する(逆は後引筋(retractor)).すなわち,神経の働きにより舌が収縮,気道は開通する[28].この応用が HNS であり,遠からず左胸にはペースメーカー,右肩には HNS デバイスという患者も現れるに違いない(イノベーションとはインスタントラーメン・CPAP・スマートフォンなどのように突如出現し,瞬く間に日常となる).しかし,この HNS も DISE で CCC を示す患者には(基本的に)無効なことが既に知られ,やはり万人を救助(salvage)する "CPAP 代替(ポスト CPAP)" "beyond CPAP"

とはなり得ない（メカニカルロード上昇に限界（3～5 cmH$_2$O 程度）があると言われる．つまり，単独では重症 OSA 患者に不適．刺激方法や部位，呼吸との同期などに改良が必要なのかもしれない）．

### 3）薬剤による補償的効果（Pharmacotherapy of OSA：Just Around a Corner!?）

HNS は侵襲を伴う．そこで，さらなる先には侵襲のない "HNS 代替（ネクストポスト CPAP!?）" に当たる，薬物による補償効果が期待され，既に（我々含め）数々の報告[29]がなされている．

セロトニン（Serotonin（5-hydroxytryptamine））にはニューラルレスポンスへの関与が知られ，欠乏すると睡眠中 GGmact 低下の原因となる．そこでセロトニン活性も試行される[30]が，現時点の臨床応用には至っていない．

内因性ノルアドレナリン（NA）（endogeneous noradrenergic drive）の関与も知られ，$\alpha_1$ 遮断薬であるテラゾシン（Terazosin；$\alpha_1$receptor antagonist）の舌下神経核への注入は GGmact を低下させる．逆に，$\alpha_1$ 受容体刺激薬フェニレフリン（Phenylephrine；$\alpha_1$receptor agonist）は GGmact をノンレム睡眠で上昇させる[31]（しかし，レム睡眠でみられていない）．

レム睡眠はムスカリンレセプターにより調節（modulate）されるが，ムスカリン阻害薬投与はレム睡眠中における GGmact を（ノンレム睡眠や覚醒時に影響を与えずして）高める[32]．

NA 再取込阻害薬のデシプラミン（Desipramine；tricyclic antidepressant blocking norepinephrine reuptake：三環系抗うつ薬）投与では実際に Pcrit 低下の報告もある[33]（しかし，臨床効果は限定的？）．

親友 Slava[34]はレプチン抵抗性の肥満マイス（leptin-resistant mice with diet-induced obesity；DIO）に対し，レプチン腹腔内投与では呼吸に影響しなかったが，鼻腔内投与（intranasal leptin）は血液脳関門通過により，視床下部と延髄のシグナルを刺激しレム睡眠時の GGmact を高

め，vimax および $\dot{v}_E$（呼気流量）の増加と最低酸素飽和度（nadir oxyhemoglobin value）上昇を（体重変化を介さずに）報告している（つまり，鼻腔内投与ならば BBB 通過により，ヒトへの応用が期待される）（鼻スプレーならば耳鼻科医にはもってこい!?）．

盟友 Thomaz（彼は天才耳鼻科医）と Huy（心優しきアドバイザー）[35]は rodents（マウスモデル）ではあるが DREADD（Designer Receptor Exclusively Activated by Designer Drugs）（デザイナードラッグによってのみ活性化されるデザイナー受容体）投与により，延髄の舌下神経核 XII を刺激し，神経活動を高めた後の気道拡大を実際の MRI 画像（rodent 用）を用い確認した．

Taranto-Montemurro ら[36]は NA 再取込阻害薬のアトモキセチン（atomoxetine）とムスカリン阻害薬（muscarinic blocker）のオキシブチニン（oxybutynin）併用により（彼らは ato-oxy と命名），睡眠ステージを超えた GGmact への効果（optimally modulate）を既に報告，"遂に" "代替" となる薬物治療の時代が現実に幕を切って落とされようとしている（striking results!?）（安全性・副作用などのハードルがあり Phase I～III の開発期間が必要（普通 10 年以上）（has been pursued!?）（just around corner?）．

21 世紀の現代は，正に OSA 薬物治療の黎明期であり，それは恰もスマートフォンアプリ（applications；apps）開発・ワクチン開発の様相を呈する（しかし，内服薬も継続性は問題になるかもしれず，内服薬さえできればそれで済む話ではないことにも，賢明な読者はお気付きであろう）（私見だが将来は HNS と薬物のコラボレーションが治療法になると思う）．

### 代替療法（Search for a better treatment）

"代替" 模索には，当然ながら，基本の睡眠（低い睡眠閾値（arousal threshold））と呼吸（不安定性）（overly sensitive ventilator control drive）の知識も必要である．睡眠中の患者はあたかも息継ぎを

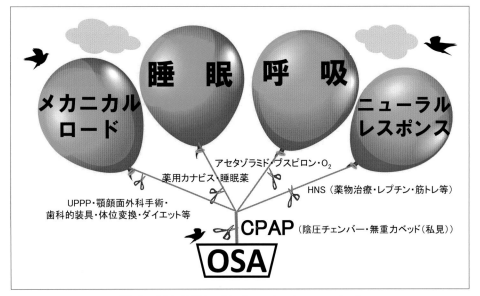

**図 8.** OSA 治療(multi-dimentional approaches)
姑息的でありながらすべての因子をシャットダウン(ハサミでカット)できるのがCPAP.
CPAP 不耐症の患者には個々の病態に応じた集学的治療が必要となる(本文参照)

しながら一晩中泳いでいるが如く, $O_2$↕$CO_2$↕(hypercapnia/hypocapnia)がギッコンバッタン交互に波打ち(ventilator overshoot)(webby oxygen pattern), ループを描きながら呼吸している(closed-loop control system). 不安定な呼吸はネガティブフィードバック(high-loop gain)を介し, 覚醒をも惹起, 睡眠それ自体を深睡眠の少ないロークオリティな性質に変えている(ventilator and sleep-wake instability). 肥満 OSA 患者であれば肺容量低下により $CO_2$↑(hypercapnia)は一層顕著であり, 間欠的な低 $O_2$ 血症(intermittent hypoxia)はそれ自体がレプチンレベルをも上昇させ, OSA を惹起する悪循環に至る. これらすべてを遮断し, Pcrit 上昇を制止しなければ OSA から離脱することはできない(needs sleep stability or ventilation).

言うなれば, 成人 OSA とは神経・精神・呼吸器・内分泌・耳鼻と多科に跨る全身疾患であり, とても単科では太刀打ちできない. 病因の数だけ治療があり(耳鼻科手術も大切なオプション(reduce disease severity)), だからこそ, 現代の我々は, 姑息的ではあるが, しかし病因すべてを同時にシャットダウンすることのできる CPAP[2)3)] に依存する.

2021 年(執筆時)に万人に有効な "CPAP 代替" は存在しないが, 嘆く必要もない. アレルギー性鼻炎(作用の異なる内服・点鼻・免疫・手術療法)・抗がん剤投与(カクテル療法)・化学放射線療法(chemoradiotharepy)・3 者併用・集学的治療らと同様, OSA も個々の病態に応じてコンビネーション治療(combined therapy)・テーラーメイド(個別化)治療(personalized medicine)すればよい(multi-dimentional approaches)(図8). 逆に, 鼻炎や癌を「手術だけで治します」と聞けば(軽症例を除き)「?」と思う.

「UPPP と HNS(Head and Neck Surgery ではなく!)」・「上顎アーチ矯正と咽頭・頸部ストレッチ(advancing the mandible anteriorly)と回転ベッドの側臥位睡眠と電動ベッドのギャッジアップ睡眠(立位?)と肺容量増量(膨張)」・「デバイスの舌牽引(anterior traction)(tongue suspension)と GGmact 上昇薬物(舌下? 直接注入?)(tongue protrusion)と睡眠中の咽頭硬直目的のシリコン・コラーゲン注入(induce a fibrotic response)(injection pharyngoplasty)[4)]あるいはインプラント埋込(submucosal implants)」・「レプチン鼻スプレー(leptin replacement therapy)[34)]とペプチドグレリン抑制とアディポネクチン投与

とエストロゲン投与と遺伝子療法」・「薬用大麻（endocannnabinoids）による睡眠・肥満改善とサイトカイン・IFN・IL・モノクローナル抗体などの抗体療法（antibody therapy）と利尿剤・$O_2$投与？」・「陰圧室シェルター内（バキュームカプセル）睡眠（CPAP と逆の発想です！），あるいはカプセルイン（capsule inn）（筆者は日本企業とタッグを組みこの発明で，日本発のモノづくり・医化学技術革新に貢献したい！）」「無重力睡眠（コチラは NASA とコラボを予定）」等々（註釈：筆者的思考）．筆者は，いつの日か OSA はⅠ型・Ⅱ型・Ⅲ型と（糖尿病のように）分類されるとも予想する[4]．

病態の理解がイマジネーションを豊かにし，21世紀の合理的な治療ストラテジー"代替"を生む．その「魔法の杖」と「打出の小槌」は自由で能動的な思考を持つ，我々次世代の手の中にある．

パラダイムシフトは"目前の常識"を疑うことで生まれる．予め答えがマークシート方式に用意されてはいない（それ故，日本人優等生には難しい）．"CPAP 代替"は自ら"生み出す"モノであり"与えて貰う"モノではない（モノ真似でもいけない）．アイデアは無数に（病因の数？）生まれるが，信じ難い治療こそが"代替"となる（耳鼻咽喉科医は気管切開という"奥の手""最終兵器"を持つことも忘れず）．

我々は未だ朝を迎えず"夢（レム睡眠）"の途中にあるが，しかし世界中のサイエンティストが日々"夢（ドリーム）"見てチャレンジする今日，"夢"は明日朝には覚めるかもしれない．

Sullivan 先生は論文後半，どんな治療法も継続使用は共通の課題であり，CPAP は OSA 治療における"眼鏡""補聴器""人工内耳""心臓ペースメーカー"と同じく「症状緩和装置」としての存在意義が十分あり，たとえ"根治"でなく使用率が低くても"lifesaving""life transforming"であり，廃れることは決してないと反論さえしている．

結語では（筆者のような）イノベーター，次世代のスリープリサーチャーに向け，"Dream up! Cure!（夢を抱け，意外な発想を思いつけ！ そし

て根治を！）"と熱く語りかけ，論文を締め括っている．（註釈：訳者は筆者自身）

## 終わりに（the development of rational therapeutic strategies）

時代はシンプル・イージー・オッサムへ向かう（simple, easy and awesome）．CPAP からはチューブが消え，DISE はフローに変わり，診断に必須の睡眠検査ではコードもなくなり，簡易で精度の高い遠隔ホームテスティング，スマートフォンアプリ[37]，あるいは血清・尿・タンパク・ブレスなどバイオマーカーによるプロテオーム解析診断に移行する．Pcrit 測定もそうであろう．そこで筆者と Rafael（彼は優秀なレジデント）は自動血圧計・パルスオキシメーター・アップルウォッチのように，誰もが簡単に測定可能な Pcrit 測定アプリの開発を"夢"見て研究[38]している（"一晩中寝ずの実験"が必要かもしれない）．

## エピローグ

筆者の米国スリープラボには日本人の常識を遙かに凌駕した"肥満 OSA 患者"が多く訪れ，扉には"CPAP チューブがグルグルと首に絡まった患者の風刺画"が貼ってある．その画を初めて見た時「ああ，ここも！」と思った．世界共通の問題を抱える CPAP だが，日本の「シーパップ」と海外での「シーペップ」サウンドの違いには戸惑う．

ヒトは"夢"を見なければ生きられない．それなのに日本の耳鼻咽喉科スリープサージャン（自称です）は，誰もができる代わり映えしない扁摘を，未だ，わざわざ一所に集まって内輪で自慢大会をしている．何ともやりきれない．世界からは取り残され，こちらもガラパゴス（平和ボケ）日本の"失われた40年"になるだろう（"摘出"すらも，やがて"代替"を迎える）．"Dream up!""Make a new differences!""Best day is yet to come!"

## 謝　辞

ENTONI 執筆の機会をお与えいただきました帝京大学ちば総合医療センター耳鼻咽喉科鈴木雅明教授に感謝致します（背水の陣の渡米を支えて下さり心よりお礼申し上げます）．帝京大学ちば総合医療センター麻酔科田垣内祐吾先生，はりまざかクリニック三輪正人先生，長崎歯科大鮎瀬卓郎先生にも深謝いたします．

公私にわたり薫陶を受けている，Alan 先生に感謝致します．そして，私を大いに刺激し，毎晩“夢の中”へと誘うスリープラボの仲間と，ニューヨークの耳鼻科医 Ofer，ブラジルの耳鼻科医 Eric，スペインの内科医 Candela ら，世界中のスリープサージャン・リサーチャー，愛すべき仲間達一人ひとりに感謝致します（日本語では伝わらない‼）．

## 文　献

1) Nishimura Y, Schwartz AR：Simplified Upper Airway Collapsibility Measurement for Uvulopalatopharyngoplasty(UPPP)：Perspectives Otorhinolaryngol Hypersensitivity Treat. Volume **1**(1)：1-2, 2020. doi：10.31038/OHT.2020113

2) Chin K, Shimizu K, Nakamura T, et al：Changes in intra-abdominal visceral fat and serum leptin levels in patients with obstructive sleep apnea syndrome following nasal continuous positive airway pressure therapy. Circulation, **100**(7)：706-712, 1999. doi：10.1161/01.cir.100.7.706. Circulation. 1999. PMID：10449691

3) Barceló A, Barbé F, Llompart E, et al：Neuropeptide Y and leptin in patients with obstructive sleep apnea syndrome：role of obesity. Am J Respir Crit Care Med, **171**(2)：183-187, 2005. PMID：15516536　DOI：10.1164/rccm.200405-579OC

4) 西村洋一, Schwartz AR, Curado1 TF, et al：睡眠呼吸障害への対応 睡眠時無呼吸―フェノタイピングによる治療法の選択―. JOHNS, **36**(7)：811-824, 2020.

5) Sullivan CE, Issa FG, Berthon-Jones M, et al：Reversal of obstructive sleep apnoea by continuous positive airway pressure applied through the nares. Lancet, **1**(8225)：862-865, 1981. doi：10.1016/s0140-6736(81)92140-1

6) Sullivan CE：Nasal Positive Airway Pressure and Sleep Apnea. Reflections on an Experimental Method That Became a Therapy. Am J Respir Crit Care Med, **198**(5)：581-587, 2018. doi：10.1164/rccm.201709-1921PP. PMID：30011222

7) Fujita S, Conway W, Zorick F, et al：Surgical correction of anatomic abnormalities in obstructive sleep apnea syndrome：uvulopalatopharyngoplasty. Otolaryngol Head Neck Surg, **89**(6)：923-934, 1981. doi：10.1177/019459988108900609. PMID：6801592

8) Weaver TE, Grunstein RR：Adherence to continuous positive airway pressure therapy：the challenge to effective treatment. Proc Am Thorac Soc, **5**(2)：173-178, 2008. doi：10.1513/pats.200708-119MG. PMID：18250209

9) Kribbs NB, Pack AI, Kline LR, et al：Objective measurement of patterns of nasal CPAP use by patients with obstructive sleep apnea. Am Rev Respir Dis, **147**(4)：887-895, 1993. doi：10.1164/ajrccm/147.4.887. Am Rev Respir Dis. 1993. PMID：8466125

10) Kushida CA, Littner MR, Hirshkowitz M, et al：Practice parameters for the use of continuous and bilevel positive airway pressure devices to treat adult patients with sleep-related breathing disorders. Sleep, **29**(3)：375-380, 2006. doi：10.1093/sleep/29.3.375. PMID：16553024

11) Rotenberg BW, Theriault J, Gottesman S：Redefining the timing of surgery for obstructive sleep apnea in anatomically favorable patients. Laryngoscope, **124** Suppl 4：S1-S9, 2014. doi：10.1002/lary.24720. Epub 2014 May 27. PMID：24737140 DOI：10.1002/lary.24720

12) Gold AR, Schwartz AR：The pharyngeal critical pressure. The whys and hows of using nasal continuous positive airway pressure diagnostically. Chest, **110**(4)：1077-1088, 1996. doi：10.1378/chest.110.4.1077. PMID：8874271 DOI：10.1378/chest.110.4.1077

13) Smith PL, Wise RA, Gold AR, et al：Upper airway pressure-flow relationships in obstructive sleep apnea. J Appl Physiol(1985), **64**(2)：789-795, 1988. doi：10.1152/jappl.1988.64.2.789. PMID：3372436

14) Schwartz AR, Smith PL, Wise RA, et al：Induction of upper airway occlusion in sleeping individuals with subatmospheric nasal pressure. J

Appl Physiol(1985), **64**(2): 535-542, 1988. doi: 10.1152/jappl.1988.64.2.535. PMID: 3372411

15) Patil SP, Schneider H, Marx JJ, et al: Neuromechanical control of upper airway patency during sleep. J Appl Physiol(1985), **102**(2): 547-556, 2007. doi: 10.1152/japplphysiol.00282. 2006. Epub 2006 Sep 28. PMID: 17008440

16) Polotsky M, Elsayed-Ahmed AS, Pichard L, et al: Effects of leptin and obesity on the upper airway function. J Appl Physiol(1985), **112** (10): 1637-1643, 2012. doi: 10.1152/japplphysiol.01222.2011. Epub 2012 Feb 16. PMID: 22345430

17) Kirkness JP, Schwartz AR, Schneider H, et al: Contribution of male sex, age and obesity to mechanical instability of the upper airway during sleep. J Appl Physiol(1985), **104**(6): 1618-1624, 2008. doi: 10.1152/japplphysiol.000 45.2008. Epub 2008 Apr 17. PMID: 18420722 PMCID: PMC2474771

18) Fleury Curado TA, Pho H, Dergacheva O, et al: Silencing of Hypoglossal Motoneurons Leads to Sleep Disordered Breathing in Lean Mice. Front Neurol, **9**: 962, 2018. doi: 10.3389/fneur.2018.00962. eCollection 2018. Front Neurol. 2018. PMID: 30487776

Summary マウスモデルの頤舌骨筋活動をデザイナードラッグを用いて抑制し, フローリミテーション増加を報告した.

19) Younes M: Contributions of upper airway mechanics and control mechanisms to severity of obstructive apnea. Am J Respir Crit Care Med, **168**(6): 645-658, 2003. doi: 10.1164/rccm.200302-201OC. Epub 2003 May 28. Am J Respir Crit Care Med. 2003. PMID: 12773321

20) Mezzanotte WS, Tangel DJ, White DP: Influence of sleep onset on upper-airway muscle activity in apnea patients versus normal controls. Am J Respir Crit Care Med, **153**(6 Pt 1): 1880-1887, 1996. doi: 10.1164/ajrccm.153. 6.8665050

21) Jordan AS, Wellman A, Heinzer RC, et al: Mechanisms used to restore ventilation after partial upper airway collapse during sleep in humans. Thorax, **62**(10): 861-867, 2007. doi: 10.1136/thx.2006.070300. Epub 2007 Apr 5. PMID: 17412778 PMCID: PMC2094262

22) Nishimura Y, Nishimura T, Hattori H, et al: Obesity and obstructive sleep apnea syndrome. Acta Otolaryngol Suppl, **550**: 22-24, 2003. doi: 10.1080/0365523031000052. Acta Otolaryngol Suppl. 2003. PMID: 12737336

23) 西村洋一: 成人における閉塞性睡眠時無呼吸症候群(OSAS)と肥満の関係およびOSASの閉塞部位診断についての検討. 藤田保健衛生大学大学院 医学研究科 学位論文集. 2014-10-06, 2015. http://id.nii.ac.jp/1194/00000429/ https://dl.ndl.go.jp/info:ndljp/pid/11098770 info: ndljp/pid/11098770

24) Isono S: Obesity and obstructive sleep apnoea: mechanisms for increased collapsibility of the passive pharyngeal airway. Respirology, **17** (1): 32-42, 2012. doi: 10.1111/j.1440-1843.2011. 02093.x. PMID: 22023094

25) Schwartz AR, Gold AR, Schubert N, et al: Effect of weight loss on upper airway collapsibility in obstructive sleep apnea. Am Rev Respir Dis, **144**(3 Pt 1): 494-498, 1991. doi: 10.1164/ajrccm/144.3_Pt_1.494. Am Rev Respir Dis. 1991. PMID: 1892285

26) Schwartz AR, Patil SP, Squier S, et al: Obesity and upper airway control during sleep. J Appl Physiol(1985), **108**(2): 430-435, 2010. doi: 10.1152/japplphysiol.00919.2009. Epub 2009 Oct 29. J Appl Physiol(1985). 2010. PMID: 19875707

27) Schwartz AR: Hypoglossal nerve stimulation--optimizing its therapeutic potential in obstructive sleep apnea. J Neurol Sci, **346**(1-2): 1-3, 2014. doi: 10.1016/j.jns.2014.08.022. Epub 2014 Aug 27. J Neurol Sci. 2014. PMID: 2519 0292

28) Fleury Curado T, Oliven A, Sennes LU, et al: Neurostimulation Treatment of OSA. Chest, **154**(6): 1435-1447, 2018. doi: 10.1016/j.chest. 2018.08.1070. Epub 2018 Sep 14. Chest. 2018. PMID: 30222959

Summary 舌下神経の protrudor(突出筋)と retractor(後引筋)両者を刺激し, 気道開通に対する舌形態と stiffness(硬さ)の重要性を報告.

29) Kim LJ, Freire C, Fleury Curado T, et al: The Role of Animal Models in Developing Pharmacotherapy for Obstructive Sleep Apnea. J Clin Med, **8**(12): 2049, 2019. doi: 10.3390/jcm81220 49. J Clin Med. 2019. PMID: 31766589

30) Sood S, Raddatz E, Liu X, et al：Inhibition of serotonergic medullary raphe obscurus neurons suppresses genioglossus and diaphragm activities in anesthetized but not conscious rats. J Appl Physiol(1985), **100**(6)：1807-1821, 2006. doi：10.1152/japplphysiol.01508.2005. Epub 2006 Feb 16. PMID：16484356

31) Chan E, Steenland HW, Liu H, Horner R：Endogenous excitatory drive modulating respiratory muscle activity across sleep-wake states. Am J Respir Crit Care Med, **174**(11)：1264-1273, 2006. doi：10.1164/rccm.200605-597 OC. Epub 2006 Aug 24. PMID：1693163

32) Grace KP, Hughes SW, Horner RL：Identification of the mechanism mediating genioglossus muscle suppression in REM sleep. Am J Respir Crit Care Med, **187**(3)：311-319, 2013. doi：10.1164/rccm.201209-1654OC. Epub 2012 Dec 6. PMID：23220910

33) Taranto-Montemurro L, Sands SA, Edwards BA, et al：Desipramine improves upper airway collapsibility and reduces OSA severity in patients with minimal muscle compensation. Eur Respir J, **48**(5)：1340-1350, 2016. doi：10.1183/13993003.00823-2016. Epub 2016 Oct 6. PMID：27799387PMCID：PMC5437721 DOI：10.1183/13993003.00823-2016

34) Berger S, Pho H, Fleury-Curado T, et al：Intranasal Leptin Relieves Sleep-disordered Breathing in Mice with Diet-induced Obesity. Am J Respir Crit Care Med, **199**(6)：773-783, 2019. doi：10.1164/rccm.201805-0879OC. Am J Respir Crit Care Med. 2019. PMID：30309268

35) Fleury Curado T, Pho H, Freire C, et al：Designer Receptor "Exclusively Activated by Designer Drugs Approach to Treatment of Sleep-disordered Breathing. Am J Respir Crit Care Med, **203**(1)：102-110, 2021. doi：10.1164/rccm.202002-0321OC. Am J Respir Crit Care Med. 2021. PMID：32673075

36) Taranto-Montemurro L, Messineo L, Sands SA, et al：The Combination of Atomoxetine and Oxybutynin Greatly Reduces Obstructive Sleep Apnea Severity. A Randomized, Placebo-controlled, Double-Blind Crossover Trial. Am J Respir Crit Care Med, **199**(10)：1267-1276, 2019. doi：10.1164/rccm.201808-1493OC. PMID：30395486. PMCID：PMC6519859DOI：10.1164/rccm.201808-1493OC

37) Ong AA, Gillespie MB：Overview of smartphone applications for sleep analysis. World J Otorhinolaryngol Head Neck Surg, **2**(1)：45-49, 2016. Published online 2016 Mar 5. doi：10.1016/j.wjorl.2016.02.001PMCID：PMC5698521

38) Nishimura Y, Arias RS, Pho H, et al：A Novel Non-invasive Approach for Measuring Upper Airway Collapsibility in Mice. Front Neurol, **9**：985, 2018. doi：10.3389/fneur.2018.00985. eCollection 2018. PMID：30524362

Summary 気道閉塞呼気時のバイオマーカーでの V-shape 発見により，非侵襲的で簡潔的な新たな Pcrit 測定法(Streamlined methods)を報告した。

## 第 66 回日本音声言語医学会総会・学術講演会

会　期：2021 年 10 月 7 日（木）～8 日（金）

会　場：WEB 開催（ライブ配信予定）

会　長：齋藤康一郎（杏林大学医学部耳鼻咽喉科学教室教授）

**会場整理費**：一般 10,000 円

**プログラム**

　**特別講演 1**：「Neuromyectomy of the TA muscle for the treatment of adductor spasmodic dysphonia—my 20 years experience—」（耳鼻咽喉科領域講習申請中）

　**特別講演 2**：「文字言語文化と音声言語文化」

　**教育講演 1**：「痙攣性発声障害の基礎」

　**教育講演 2**：「難聴の診断からリハビリテーションまで（小児を中心に）」

　**JSLP セミナー 1（シンポジウム）**：「よりよい聴こえをめざして—医師と言語聴覚士互いの役割再発見—」（耳鼻咽喉科領域講習申請中）

　**JSLP セミナー 2（シンポジウム）**：「遺伝性疾患の症候として音声・言語・聴覚障害を診る」（耳鼻咽喉科領域講習申請中）

　**イブニングセミナー**：「Professional singer のノドの調節機構とその治療」（耳鼻咽喉科領域講習申請中）

**＜ポストコングレスセミナー（メディカルスタッフの視点から日常診療のギモンに答える）＞**

　ポストコングレスセミナーとして，以下のように 2 つのコースを用意いたしました．時間が重複いたしますので，ライブ配信ではいずれか 1 つのコースのみご参加となりますが，オンデマンド配信をご利用いただくことで，2 つのコースの受講が可能です．奮ってご参加ください．受講された方には，両コースとも，それぞれ受講修了証をお送りいたします．

　会　期：2021 年 10 月 9 日（土）10：00～15：00（WEB 配信）

　参加費：第 66 回日本音声言語医学会総会・学術講演会に参加登録をいただいた方は，1 コース受講の場合 1,000 円，2 コースとも受講の場合は 2,000 円，参加登録がない方は，1 コース受講の場合は 3,000 円，2 コースとも受講の場合は 4,000 円．

　　　　1．ここが聞きたい！「音声障害の検査・診断・治療のポイント」

　　　　2．何をみてどのように対応する？「気管切開患者への対応とカニューレの取り扱い」

　　　　詳細はホームページ（http://jslp2021.umin.ne.jp/）をご覧ください．

**【事務局】**杏林大学医学部耳鼻咽喉科学教室内

　　　　〒 181-8611　東京都三鷹市新川 6-20-2　TEL：0422-47-5511

　　　　事務局長：宮本　真

**【運営事務局】**株式会社ドゥ・コンベンション

　　　　〒 101-0063　東京都千代田区神田淡路町 2-23　アクセス御茶ノ水ビル 5F

　　　　TEL：03-5289-7717/FAX：03-5289-8117

　　　　E-mail：jslp2021-office@umin.ac.jp

## 第 31 回日本耳科学会総会・学術講演会

**会 期**：2021 年 10 月 13 日（水）～16 日（土）

**会 場**：ヒルトン東京お台場

　　　　〒135-8625　東京都港区台場 1-9-1

　　　　TEL：03-5500-5500／FAX：03-5500-2525

**会 長**：小島博己（東京慈恵会医科大学耳鼻咽喉科学教室教授）

**理事会・代議員総会**：2021 年 10 月 13 日（水）午後　於：ヒルトン東京お台場

**学術講演会**：テーマ「その先の医療へ」

　　　　 1 ）特別講演：2 題

　　　　 2 ）シンポジウム：8 題

　　　　 3 ）パネルディスカッション：5 題

　　　　 4 ）テーマセッション：1 題

　　　　 5 ）公募セッション「その先の医療へ―次世代からの発信―」：5 題

　　　　 6 ）日韓セッション：テーマセッション 2 題，追悼講演

　　　　 7 ）教育セミナー：8 題（領域講習）

　　　　 8 ）共通講習：1 題（感染対策）

　　　　 9 ）日本耳科学会賞受賞講演，日本耳科学会奨励賞受賞講演

　　　　10）会長講演

　　　　11）ハンズオンセミナー

　　　　12）各種委員会による企画

　　　　13）ランチョンセミナー：13 題

　　　　14）一般講演：口演発表，ポスター発表

**【事務局】**東京慈恵会医科大学耳鼻咽喉科学教室

　　　　〒105-8461　東京都港区西新橋 3-25-8

　　　　Tel：03-3433-1111（内線 3601）／Fax：03-3578-9208

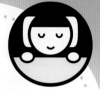
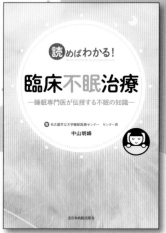

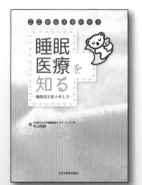

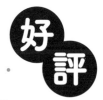

# ストレスチェック時代の

# 睡眠・生活リズム

## 改善 実践マニュアル

## ―睡眠は健康寿命延伸へのパスポート―

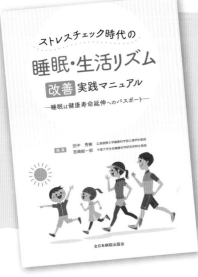

**編集** 田中　秀樹　広島国際大学健康科学部心理学科教授
　　　 宮崎総一郎　中部大学生命健康科学研究所特任教授

2020年5月発行　B5判 168頁
定価3,630円（本体3,300円＋税）

睡眠に問題のある患者さんに、どのように指導・説明し、生活習慣やストレスを改善するのか？
子どもから高齢者まで誰にでも実践できる
睡眠指導のノウハウをこの一冊に凝縮しました！

本書巻末に
実際に使用している
資料を掲載！

## CONTENTS

目次の詳細はここからチェック!!

**全日本病院出版会**　〒113-0033 東京都文京区本郷 3-16-4　Tel:03-5689-5989
www.zenniti.com　　　　　　　　　　　　　　　　　　 Fax:03-5689-8030

# FAX による注文・住所変更届け

改定：2015 年 1 月

毎度ご購読いただきましてありがとうございます．
読者の皆様方に小社の本をより確実にお届けさせていただくために，FAX でのご注文・住所変更届けを受けつけております．この機会に是非ご利用ください．

## ◎ご利用方法

FAX 専用注文書・住所変更届けは，そのまま切り離して FAX 用紙としてご利用ください．また，注文の場合手続き終了後，ご購入商品と郵便振替用紙を同封してお送りいたします．**代金が 5,000 円をこえる場合，代金引換便とさせて頂きます**．その他，申し込み・変更届けの方法は電話，郵便はがきも同様です．

## ◎代金引換について

本の代金が 5,000 円をこえる場合，代金引換とさせて頂きます．配達員が商品をお届けした際に，現金またはクレジットカード・デビットカードにて代金を配達員にお支払い下さい(本の代金＋消費税＋送料)．(※年間定期購読と同時に 5,000 円をこえるご注文を頂いた場合は代金引換とはなりません．郵便振替用紙を同封して発送いたします．代金後払いという形になります．送料は定期購読を含むご注文の場合は頂きません)

## ◎年間定期購読のお申し込みについて

年間定期購読は，1 年分を前金で頂いておりますため，代金引換とはなりません．郵便振替用紙を本と同封または別送いたします．送料無料，また何月号からでもお申込み頂けます．
毎年末，次年度定期購読のご案内をお送りいたしますので，定期購読更新のお手間が非常に少なく済みます．

## ◎住所変更届けについて

年間購読をお申し込みされております方は，その期間中お届け先が変更します際，必ずご連絡下さいますようよろしくお願い致します．

## ◎取消，変更について

取消，変更につきましては，お早めに FAX，お電話でお知らせ下さい．
返品は，原則として受けつけておりませんが，返品の場合の郵送料はお客様負担とさせていただきます．その際は必ず小社へご連絡ください．

## ◎ご送本について

ご送本につきましては，ご注文がありましてから約 1 週間前後とみていただきたいと思います．お急ぎの方は，ご注文の際にその旨をご記入ください．至急送らせていただきます．2〜3 日でお手元に届くように手配いたします．

## ◎個人情報の利用目的

お客様から収集させていただいた個人情報，ご注文情報は本サービスを提供する目的(本の発送，ご注文内容の確認，問い合わせに対しての回答等)以外には利用することはございません．

その他，ご不明な点は小社までご連絡ください．

株式会社 全日本病院出版会
〒113-0033 東京都文京区本郷 3-16-4-7 F
電話 03(5689)5989　FAX03(5689)8030　郵便振替口座 00160-9-58753

年　月　日

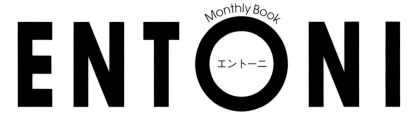
Monthly Book
ENTONI
エントーニ

# FAX 専用注文書

「Monthly Book ENTONI」誌のご注文の際は，この FAX 専用注文書もご利用頂けます．また電話でのお申し込みも受け付けております．
毎月確実に入手したい方には年間購読申し込みをお勧めいたします．また各号１冊からの注文もできますので，お気軽にお問い合わせください．

バックナンバー合計
5,000 円以上のご注文
は代金引換発送

―お問い合わせ先―
㈱全日本病院出版会　営業部
電話　03(5689)5989　　FAX　03(5689)8030

☐ **年間定期購読申し込み　No.　　から**

☐ **バックナンバー申し込み**

| No. | - | 冊 | No. | - | 冊 | No. | - | 冊 | No. | - | 冊 |
|---|---|---|---|---|---|---|---|---|---|---|---|
| No. | - | 冊 | No. | - | 冊 | No. | - | 冊 | No. | - | 冊 |
| No. | - | 冊 | No. | - | 冊 | No. | - | 冊 | No. | - | 冊 |
| No. | - | 冊 | No. | - | 冊 | No. | - | 冊 | No. | - | 冊 |

☐ **他誌ご注文**

|  | 冊 |  | 冊 |
|---|---|---|---|

| お名前 | フリガナ<br><br>㊞ | 診療科 |
|---|---|---|

| ご送付先 | 〒　　-<br><br><br><br><br><br>☐自宅　　☐お勤め先 |
|---|---|

| 電話番号 | ☐自宅<br>☐お勤め先 |
|---|---|

**FAX 03-5689-8030 全日本病院出版会行**

全日本病院出版会行

FAX 03-5689-8030

年　　月　　日

## 住 所 変 更 届 け

| お 名 前 | フリガナ | |
|---|---|---|
| お客様番号 | | 毎回お送りしています封筒のお名前の右上に印字されております8ケタの番号をご記入下さい。 |
| 新お届け先 | 〒　　　　　都　道<br>　　　　　　府　県 | |
| 新電話番号 | （　　　　　　） | |
| 変更日付 | 年　　月　　日より | 月号より |
| 旧お届け先 | 〒 | |

※ 年間購読を注文されております雑誌・書籍名に✓を付けて下さい。

- ☐ Monthly Book Orthopaedics （月刊誌）
- ☐ Monthly Book Derma. （月刊誌）
- ☐ 整形外科最小侵襲手術ジャーナル （季刊誌）
- ☐ Monthly Book Medical Rehabilitation （月刊誌）
- ☐ Monthly Book ENTONI （月刊誌）
- ☐ PEPARS （月刊誌）
- ☐ Monthly Book OCULISTA （月刊誌）

FAX 03-5689-8030

全日本病院出版会行

# Monthly Book ENTONI バックナンバー

通常号⇒ 2,500 円＋税
※No.214 以前発行のバックナンバー，
　各目次等の詳しい内容は HP
　（www.zenniti.com）をご覧下さい.

次号予告

## エキスパートから学ぶ最新の耳管診療

| | | |
|---|---|---|
| 編集顧問： | 本庄　　巖 | 京都大学名誉教授 |
| 編集主幹： | 小林　俊光 | 仙塩利府病院<br>耳科手術センター長 |
| | 曾根 三千彦 | 名古屋大学教授 |
| | 香取　幸夫 | 東北大学教授 |

No. 262　編集企画：
中田誠一　藤田医科大学
ばんたね病院教授

Monthly Book ENTONI　No.262

2021 年 9 月 15 日発行（毎月 1 回 15 日発行）
定価は表紙に表示してあります.
Printed in Japan

発行者　　末　定　広　光
発行所　　株式会社　全日本病院出版会
〒 113-0033 東京都文京区本郷 3 丁目 16 番 4 号 7 階
電話（03）5689-5989　Fax（03）5689-8030
郵便振替口座 00160-9-58753

印刷・製本　三報社印刷株式会社　電話（03）3637-0005
広告取扱店　㈱日本医学広告社　電話（03）5226-2791